你能
做到心想事成

催眠的艺术

[德] 扬·贝克尔 / 著　张雄 / 译

DU KANNST
SCHAFFEN

WAS DU
WILLST

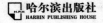

哈尔滨出版社
HARBIN PUBLISHING HOUSE

黑版贸审字 08-2020-023 号

图书在版编目（CIP）数据

你能做到心想事成：催眠的艺术 /（德）扬·贝克
尔著；张雄译.—哈尔滨：哈尔滨出版社，2020.9
　ISBN 978-7-5484-5394-9

　Ⅰ.①你…　Ⅱ.①扬…　②张…　Ⅲ.①焦虑—催眠治
疗—通俗读物　Ⅳ.①R749.7-49

中国版本图书馆CIP数据核字（2020）第124413号

Author: Jan Becker
Title: Du kannst schaffen, was du willst
Copyright © 2015 Piper Verlag GmbH, München/Berlin
Chinese language edition arranged through HERCULES Business & Culture GmbH, Germany

书　　名：你能做到心想事成：催眠的艺术
　　　　　NI NENG ZUO DAO XIN XIANG SHI CHENG: CUIMIAN DE YISHU

作　　者：[德]扬·贝克尔　著
译　　者：张　雄
责任编辑：尹　君　赵　芳
责任审校：李　战
装帧设计：昇一设计

出版发行：哈尔滨出版社（Harbin Publishing House）
社　　址：哈尔滨市松北区世坤路738号9号楼　　邮编：150028
经　　销：全国新华书店
印　　刷：天津旭丰源印刷有限公司
网　　址：www.hrbcbs.com　　www.mifengniao.com
E-mail：hrbcbs@yeah.net
编辑版权热线：（0451）87900271　87900272
销售热线：（0451）87900202　87900203

开　　本：880mm×1230mm　　1/32　　印张：10　　字数：220千字
版　　次：2020年9月第1版
印　　次：2020年9月第1次印刷
书　　号：ISBN 978-7-5484-5394-9
定　　价：50.00元

凡购本社图书发现印装错误，请与本社印制部联系调换。　服务热线：（0451）87900278

你喂养的那匹狼

一位印第安老萨满教他的孙子们医术。他告诉他们，和所有人一样，在他们的身体里也住着两匹相互争斗的狼。

"一匹狼制造疾病。"老萨满讲道，"它以恐惧、愤怒、嫉妒和自我怀疑为食。而另一匹狼让人获得健康，因为它吃的是爱、同情、谦恭、自信、快乐和幸福。"

孙子们仔细地听着，认真地做着笔记。稍作停顿，老萨满准备继续往下讲，这时其中一个孙子问道："等等，爷爷，你还没告诉我们最终是哪匹狼获得了胜利呢。"老萨满回答道："这不是很明显吗？自然是你喂哪匹狼，哪匹狼就会获得胜利呀！"

我特别喜欢这个小故事。

它告诉我们人生中最重要的智慧之一就是：命运就掌握在我们自己手里。虽然我们身体里都住着两匹狼，但要去喂哪一匹，却由我们自己决定。我们身体和灵魂的健康，都取决于我们选择的生活方式、我们对环境的感受和所怀的感悟。这个故事还给了我们一个重要启示，那就是：一切都是统一的！身体与灵魂是密不可分的。当灵魂因为喂养一匹"狼"而感到快乐时，我们就会获得健康。而另一匹狼是不会给我们健康的。幸福快乐的人很少会生病。

我们能过着适合自己的生活是一件幸福的事，这种生活也符合我们内心的愿望。要做到这一点，必须要自信，不要害怕进入新的领域。所谓的自信，就是我们能做好心中所想的事情，哪怕这些事看起来很复杂。快乐的人敢于冒险，他们知道自己的内心深处有着无穷的潜能。

我们每个人内心的沉寂程度远远超过我们大多数人的想象。在此，我想邀你一起阅读这本书，通过喂养幸福之狼和健康之狼来打破你内心的界限。

做你一直想做的事情吧！别再让你的梦想延迟了！不要再被你的恐惧或一点点的自信限制了！把握好你的健康。行动起来吧。只要你想，你就一定可以！跟我来，让我教你该如何做。

扬·贝克尔

Chapter 10　高级自我催眠：
如何通过催眠的方式让你更加放松，如何让暗示更持久，如何永远保持美好的感觉

第二部分

Chapter 11　使用维京人的策略补充能量：
如何学着信任自己，以便实现自己想要的成果

Chapter 12　过上美好生活：
如何让恶习退休，用健康有活力的习惯取而代之

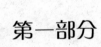

第一部分

Chapter 01 >>>

自我催眠：

自我催眠是怎么回事，多任务处理的鬼话，日常的恍惚状态，为什么说你是自己现实的创造者

真实只存在于我们的心中。

赫尔曼·黑塞（瑞士作家、诗人）

首先，我想教你制造一个小小的奇迹。有兴趣吗？

只需准备一个秒表和一段不受干扰的时间。放松自己，坐到扶手椅上或者一张桌子边。伸出手，看看你手腕的内侧。你会看到手腕上有几条水平线，将两个手腕最上面的一条线并齐——将右手腕上面的线压到左手腕上面的线上——慢慢合拢双手，做出祈祷的样子。这些线条本身没有多大的意义，它们只是为了引导我们能够再次精确地校准手的位置。

现在从侧面看一下你合拢的手。请将目光投向你的两根中指。对大多数人来说，其中一根会比另一根短一点。我们就选长一点的手指。接下来你将借助这根手指，只靠你的思维来体验一些神奇的东西。如果两根中指的长度完全相同，那就请你从中任意选择一根，效果是一样的。

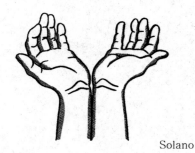

Solano

接着请分开双手，将中指较短的那只手放在大腿上或者放在你面前的桌子上，让设置为60秒的计时器开始计时。看看你选定的那根较长的中指的指尖，将注意力集中在它上面，感受较短的中指的指尖是如何停留在裤子上或桌面上的，感受指尖周围的空气温度。只去关注身体的这一点——指尖。想象一下，这根手指正在生长，变得越来越长。闭上眼睛，想象一下这根手指生长的感觉——越来越长的感觉。保持这一状态，直到计时器发出完成的提示音。现在把双手沿着手腕线再次合在一起，再从侧面看看你的双手。

看到什么了？

你会发现，刚刚发生了一件非常神奇的事情：这根手指变长了！仅仅是集中注意力和催眠的瞬间，从最真实的意义上来讲，你已经暂时超越了自己。这个奇妙的小练习展示了我们的身体是如何对我们的想法立即做出反应的。也可以把它们捆起来，不让任何东西分散我们的注意力，这样就创造了一个短暂的完全恍惚的时刻。但只有当我们设法暂时停止不停打转的思想时，实验才会成功。如果我们在实验过程中还想着洗碗，或者想着还得给车装上冬季轮胎，实验就不会成功。

如果你想做成一直想做的事情，那么集中注意力就很重要。

不管做什么，都是如此。

日常恍惚以及为什么说"多任务"是催眠的敌人

让我们回到刚才的实验：你已经出色地掌握了这本书的第一

个自我催眠练习！恭喜！在这个过程中，你可能无意识地让自己进入了一分钟的恍惚状态——却获得了明显的效果。但这并不是你经历的第一次恍惚。恍惚是一种弥漫在我们日常生活中的状态。

想想你在看书，在看激动人心或感人的电影时的感觉，你会忘记周围的世界——那就是恍惚状态！当你专注于工作或沉浸于你的爱好，过几个小时再看看时钟，你会惊奇地发现，不知不觉中已过去了很长时间——那也是恍惚状态！如果你已练习武术多年，肯定能梦游般地一个动作接一个动作地表演。当你在排球、网球或足球运动中随着球本能地移动到正确的位置——也是恍惚状态！当你正在慢跑或散步，突然发现自己完全在运动的节奏中摇摆，没有考虑任何其他的事情；当你专心致志地给你的孩子唱摇篮曲，或者随着音乐的节奏跳舞——这些都是恍惚状态！

你看，这都是关于聚焦、关于集中注意力的事情。只专注于一件事十分重要。被广泛引用的多任务处理是恍惚状态的敌人，据说女人比男人更擅长多任务处理。但事实上，没有人能够多任务处理。那些自称会多任务处理的人只是快速地在各个任务之间切换，让身体和大脑发疯。不仅如此，这种状况下做的事情也更糟糕。例如，你可能需要花费更长的时间来学习一些东西，然后又很难回想起来。在第16章中我们会对此进行详细讨论。

你的能量跟随你的注意力并打开你的心扉

首先，重要的是要记住：我们把注意力放在哪里，我们的能量就会流向哪里，我们的力量就在哪里。这不只是一个形象的说法，而是真的可以对我们的身体产生直接的影响，这一事实你已经在"不断变长的手指"的练习中看到了。你还可以和你的朋友或伴侣一起做下面这个有趣的实验，继续验证这个说法。

能量耳垂和心脏锚

让你的搭档放松地站立着，将精力集中在他右耳垂上的某一点，坚持半分钟到一分钟。等他做完后，轻推他的左肩。会出现什么情况呢？他会向右倒下去，即便你并没用很大力气。

现在，让你的搭档把注意力放在他身体的中心、肚脐的位置，还是坚持半分钟到一分钟。然后你用和刚才一样的力量，再推他一次。你会发现，他会牢牢地站在那里，不会那么容易失去平衡了。

我们的力量跟随着注意力。因此，如果我把注意力放在消极的事情上，这会使我明显变弱——在刚才的练习中，用耳垂来象征我失去平衡，虽然耳垂是一个中性的东西。相反，如果我把注意力放在积极的事情上，它会让我变得更强大——刚才的实验中，我们用了身体重心的例子，它重建了平衡。

可能我们对"我们的力量跟随着注意力"这一说法的认识还不够明确，那么我们再做一个实验。即便没有搭档，你也可以自己做这个实验。在实验开始之前，你最好能自己也试一下刚才的实验，把你的注意力先放在耳垂上，再转移到肚脐上，这样你就能确切地知道能量流动是一种什么样的感觉了。

　　把你的右手放在胸膛中央，指尖向左，指向心脏并触摸心脏脉轮。然后集中你的注意力，想一个在你身边、你爱着并且也爱你的人。闭上眼睛，不要被任何东西分散注意力。你会感受到心脏脉轮是如何像一朵花一样绽开——即便你此前并不知道"心脏脉轮"是什么东西。你会感觉到你对那个人所有的爱，以及你从他（或她）那里得到的全部的爱，都流进了你的心里。你会感觉到这种爱是如何让你的心变得越来越温暖的。让你的注意力在这种美丽的感觉上集中一分钟。如果以后你再把手放在同一个地方，你会再次感觉到这种爱。你将手放在心脏上的动作已成为锚点。

　　专注于一件事是催眠状态的核心。现代催眠疗法的鼻祖之一——詹姆斯·布雷德博士就是这么认为的。他在英国普及了"催眠"这一概念，"催眠"源于古希腊语的"睡眠"一词，但这一概念并非如他经常宣称的那样，是由他发明的。最早提出这一概念的是法国作家埃蒂恩·费利克斯·索拉诺·德库维尔。但后来布雷德又摒弃了这一概念，因为他发现了另一个更贴切的词："单一观念症"。这个词包含了"单一"，源于古希腊语的"唯一"，而且还包含了"观念"的意思。这个概念的意思还是说：要把注意力集中在一件事上。

本杰明·富兰克林无意中提出了催眠作用的机制

　　詹姆斯·布雷德在所谓的"催眠术"基础上发展了自己的思想。"催眠术"是由德国医生弗朗茨·安东·梅斯梅尔于18世纪后期在维也纳提出的，但梅斯梅尔在提出这一概念的时候并没有意识到，他的这一新型疗法的基础就是后来布雷德所说的"注意力集中"。相反，梅斯梅尔认为：在每一个生命中都存在一种固有的磁性和神秘流动的生命能量，他将其称为流体。按照梅斯梅尔的假设，人之所以生病，是因为这种能量流失去了平衡。在精神治疗中，通过用手轻抚、勾画以及"磁化水"等方式，可以使能量恢复平衡。本杰明·富兰克林是对梅斯梅尔批评得最严厉的批评者之一，18世纪后期，富兰克林在巴黎担任外交官，而梅斯梅尔因为在维也纳受到同行的敌视，也逃到了那里。富兰克林于1784年宣布催眠术无效，他的理由是：患者只是对存在有用的磁能这一假设做出反应，但其究竟是否存在，没人知道。但梅斯梅尔本人和富兰克林一样，也没有意识到具有催眠效果的暗示的本质是什么。梅斯梅尔对批评感到愤怒，坚持认为他的方法取得的不可否认的成功是建立在催眠术的基础上的。从现代医学的角度来看，催眠是有效的，这一点毫无疑问。

催眠和自我催眠的核心：打开心门

让我们从"催眠"转到"自我催眠"，这两者之间的差异也许并非像你想象的那么大。法国药剂师埃米尔·库埃被视为"自我暗示"和"自我催眠"之父。"我每天都在各方面变得越来越好"就是他给出的著名的自我暗示建议。库埃也是最早发现安慰剂效应的人之一。他惊讶地发现：当他在药店里特别夸赞过某种药物时，他的顾客用过后就恢复得很快；如果他没这么做，病人恢复得就很慢。

　　安慰剂效应通常是在外部权威的参与下才能发生的，例如本例中作为药剂师的库埃。通常医生或治疗师也有这样的权威，甚至身边的姐妹妯娌，如果我们认为她对健康问题比较了解，也能成为权威。这个主观上被认为是权威的人，通过她的建议和自信的行为，加强了病人对药物疗效的信心。这种信心对于迅速康复至关重要，即使病人吃的是一种没有化学可测量效果的假药。可以说，病人是通过相信药物本身的作用来治愈自己——稍后我会解释这一点。在这一点上重要的是，安慰剂效应是外部催眠和自我催眠相结合的结果，外部催眠的暗示来自外部，即专业权威。服用药物的人最终必须让自己相信"如果你吃了这个药，你很快就会好起来"这一暗示，而且还要让它进入自己的潜意识中。这绝不是简单的遥控操作。如果库埃的顾客对药剂师很不信任，那么安慰剂效应也很难发生。

现在的信念就是未来的现实

　　不管是哪种形式的催眠，心门的打开都至关重要。从这个角度来看，外部暗示者（例如药剂师）和每个催眠师的作用都在缩小。严格地说，任何催眠都是一种自我催眠——舞台上的表演也是一种自我催眠。

　　这也解释了为什么人们通常不能违背他人的意愿完成成功催眠——除非使用肮脏的伎俩，而这些伎俩都是真正的催眠师和催眠治疗师所忌讳的。这样我们就能明白，为什么有一些人会被诸如催眠治疗师之类的外部"权威"很好地催眠，而相对地，心存怀疑的人往往不能被其他人催眠，却很容易产生自我催眠的效果。如上所述，人们特别愿意接受来自自己最信任的人的暗示——不管是别人还是自己。

这种信任以及对信任者发出的暗示的信念极为重要！期望自己做的事情将会成功，再加上注意力集中，是自我催眠中最重要的。相反，如果你抱着"走一步看一步"的态度，那就只能顺其自然、听天由命了。但如果你坚信你期待的事情会发生，你就会不知不觉地起带头作用。然后，你的身体和潜意识就会让它像暗示中所预言的那样发生。例如通过自我放松让手指变长，你会立马感觉到身体的反应。身体反过来又向大脑证明：这里所说的和所做的都是真的——你看，它起作用了！

要从大脑所有者变成大脑使用者：创造现实

在这一点上，连锁反应现在开始长期发挥作用。当我在一个令人兴奋的时刻，例如发现手指的确会变长时，提出一个明确的暗示，我的潜意识就会把这个暗示当成现实。接下来，它将控制我的感知和行为，使它们与现实一致：让我暗示的东西成为现实。对某事会成功的期望和坚定的信念发挥了不可低估的作用，那些在我节目中受邀上台参与的人在后来写信给我时，也强调了这一点。他们在信中告诉我，参加我节目的那个夜晚，是他们人生变好的转折点。听起来就好像是奇迹一样：突然之间，以前从未成功过的事情成功了；健康状况突然好转了；胆怯就像被风吹走了；生活突然又变得有意义了。这并不是因为我突然成了神，只需要给谁一点暗示，谁就能体验奇迹。奇迹发生的根源并不在我，我只是一个催化剂。

奇迹就在我们所有人身上：当我们发现以前认为不可能的事情真真切切地发生了的时候，我们的体内就会释放出巨大的能量。我们可以掌控自己的生活。我们可以将命运掌握在自己手中。可以说，我们就像登上了我们个人的"进取号"飞船，进入了一个从未见过的世界。具体地说，我们从大脑所有者变成了大脑使用者，因为我们发现了我们是如何通过大脑中的现实形象来创造真实的现实的。

当木匠看着树干时，他可以想象它会变成一把椅子，或者一张桌子，或者一艘划艇，这是一个催眠的时刻。同样，我们也是自己生活的创造者。我们的生活是可塑的材料，我们的思维就是能量。我们可以决定让生活变成什么样。我们可以把精力浪费在悲伤、抱怨、喋喋不休上，我们也可以把思维的能量利用起来。

本书将在这方面为您提供帮助。接下来的章节将介绍如何学习和利用所有令人兴奋的过程来实现您的梦想。让我们准备开始一段激动人心的旅程吧！

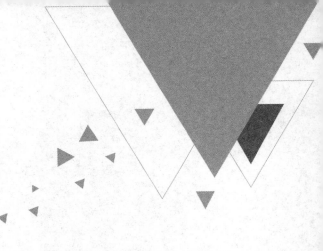

Chapter **02** >>>

每天的奇迹：

温暖的思维到底是如何使人温暖的，如何在几秒
钟内催眠自己，今天又收获了什么

无论你认为你能，还是认为你不能——你都是对的。

亨利·福特（美国企业家）

在上一章中，我们只是集中了很短一段时间的精力，就看到了一根手指发生的惊人变化。当然，这一情况可以从理性的方面进行解释，但这并不影响这一过程让我们感到神奇。身体内血液流动更加舒畅，为即将到来的身体活动做好准备。我们的身体服从精神，听从精神的命令：注意了，身体！现在我要用手指做点事情，做好准备！接下来，我们可以看到手指变长。我们的精神控制着我们的神经冲动。身体跟随我们的思维，因为在身体看来，思维就是现实。这也是当运动员在因伤休息时被教练要求继续进行心理训练的原因——这不仅会产生心理影响，而且以后还会有更大的影响。首先我们要确定一点：我们的身体和精神是不可分割的，他们是一个整体。我们所想的内容对我们的身体一直都有影响。

本章旨在从各个方面验证这一有趣事实的结果。这样，你就可以亲身体验如何通过简单的练习和正确的思维来实现一些小奇迹。你可以把这看作以后练习的热身。

我们第一个练习的关键词就是"热身"。通过上面手指变长的练习我们就可以发现，仅仅通过将我们的注意力集中到某一个特定点或者区域，我们的思维就能控制我们身体某些部位的血液流动。虽然变长了一点点的手指并没有多大的实际作用，但我们的目光不应局限于此。我们知道，不少人有手脚发冷的毛病，或许你也是其中之一，那么当你下次再感觉手脚发冷甚至发抖的时候，你就试试下面这个"热身"练习吧，你会感到兴奋的！

身体追随我们的想象

现在，请先阅读几遍下面的催眠说明，以便知道闭上眼睛后应该做些什么。

你也可以将以下内容录制成音频播放。录制的时候要用轻松缓慢的语速朗读。朗读的过程中要不断想象刚刚发生了什么。通过这种主动参与的方式，你可以得到足够长的休息时间，在这个过程中，你很可能已经感受到了初步的练习效果。当然，你也可以让别人读给你听，但这个人应该是你完全信任的人，哪怕你因为特别放松而张大嘴巴的时候，也不会因为面对他（或她）而感到害羞。

另外我还想说明一下，和在其他练习中一样，我会用"你"而不是用"您"来称呼你，因为根据我的经验，这样称呼起来练习的效果更好。好了，开场白已经说得够多了，我们开始吧！

温暖练习

放松身体，坐下来，
脚牢牢放在地面上，双手放在大腿上，
向后躺，闭上眼，

用鼻子吸气，用嘴巴呼气，

在呼气的时候感受一下，你是怎样把所有的紧张都释放出去的。

再来一轮，用鼻子吸气，

用嘴巴呼气，放松，

继续重复，呼气的时候放松你的头部，

继续重复，呼气的时候放松你的颈部，

继续……

放松你的上半身，

放松你的腿，

放松你的脚，一直放松到脚趾，

放松你的整个身体。

继续放松，

让你的全身处在完全放松的状态，

继续放松，

让自己感到放松的舒服。

现在，把全部注意力集中到你放在大腿上的双手的感觉上，

感觉一下你手下衣物的材质，

感觉一下你双手周围的温度。

现在，想象一下，

你的双手正变得越来越暖和，

想象着，一个烧得正旺的火炉，

你的双手向火炉靠近，

手会变得越来越热，

想象着，你的身体里有一个和炉子上一样的温度控制器，

你在慢慢地转动温度控制器的旋钮，慢慢地转动。

你的手会变得越来越热，

越来越热，

你把手再往火炉边靠拢，

你越是放松，你的手就变得越热，

如果你马上睁开眼睛，你会回到现实的状态，

但你的手依然会很热，

不过现在先别睁眼。

你的手还在不断变热，

你也变得越来越轻，

你的手还在继续变热，加倍地热，

你飘浮在空中，越飘越高，

手还在越来越热，

你越飘越高

……

睁眼！

舒展一下身体！

（练习结束）

    你感觉到了吗？如果你是一个经常感觉脚冷的人，你只要把上面练习中的"手"都换成"脚"就可以了。我自己做过这个练习，即使外面很冷，我也没穿雪地靴，只穿着平底鞋和薄薄的袜子，冷空气钻进鞋子，冷得非常难受。然后我就开始做这个练习，很快我的脚就变得越来越暖和了。

你可以记一下这个练习的内容，但无须逐字逐句记住。这主要是为了展示一个心理图像序列。实际上，如果你将这一切想象成一部小电影，即使在冰天雪地的公交车站睁着眼睛等车时，此练习的效果也可以很好地实现。但是，如果你已经在家里放松地练习过几次的话，你就会有一个决定性的优势。你的身体会记得，在哪些心理图像下它对应什么反应。那么手和脚变暖的速度就会明显加快。自我催眠是一个学习过程，练习得越多，效果就越好。你也可以想象一下你学习外语的过程。在你能够熟练使用这门外语之前，也需要一个过程。你对这门语言应用得越多，就能越快地达到熟练的程度。

通过实际经验加深催眠

你可以通过实际的热体验来支持"温暖双手"这一催眠学习过程。你可以到一个接近加热器、壁炉或其他热源的地方，如果没找到什么合适的热源，那么一杯热茶的效果也很好。你把双手慢慢靠近热源，同时对自己说："我的手正在变热，越来越热，越来越热，越来越热。"当然，你能感觉到手是如何对热源的温度做出反应的，这在逻辑上也的确会变得更暖和。你多重复几遍这个过程，这样你的潜意识就会知道，当你一说"越来越热"时，你的手就会变得越来越热。这样，"越来越热"这个词就变成了一个你学习到的催眠公式，即使将来没有热源，身体也会立即做出反应。然后身体就知道它得做什么，要达到什么目标。另外，你不仅可以利用将实际正面经验与特定暗示联系起来的机制，让你的手很快暖和起来，还可以利用这一机制来做其他的事情，而且以后还可以做更多的事情。

我经常用这种练习来缓解轻微的头痛，比如前一天晚上喝酒太多引起的头痛，通过增加手或脚的血流量来减轻头部因为血管扩张所造成的压力。我的一个医生朋友在头痛的时候会躺到放满了热水的浴缸里，再往额头上敷个冰袋。这样做的效果完全一样：让头部血管收缩，而身体其他部位的血管扩张，血液从砰砰跳动的太阳穴中流向身体其他部位。然而，你并不是随时随地都能找到一个浴缸和冰袋，这种情况下，一个小小的自我催眠练习会更加实用。就算疼痛不能被完全消除，至少也能显著缓解。

在嗓子痛的时候，我也会用这个办法。先把双手弄热，然后像裹围巾一样，用双手捂住脖子。另外，通过暗示不仅可以让手变热，而且会让双手感觉到，它们充满了治疗的能量。如果你了解日本的灵气疗法，可能会更理解这一点。灵气疗法的出发点是，通过双手的轻抚可以让生命能量流动起来。如果你觉得这种说法过于深奥，那么至少应该知道，触摸疗法的治疗效果已经越来越得到现代医学界的认可。例如我们已经确认，使用与轻抚相似的触摸疗法，可以有效减轻癌症患者化疗后的疼痛。但要注意：不能单用这种方式来治疗真正的疾病。如果你的孩子因肠胃胀气而肚子痛，可以尝试通过加热双手的练习使双手充满能量，然后将双手放在孩子的肚子上，不必使用加热的荞麦枕头了。如果疼痛持续或加剧，不管是肚子痛还是身体其他部位痛，不管是儿童还是大人，都必须尽快就医！

对这个练习做一些修改，在其他情况下也会有很好的效果，例如在盛夏通过这种练习让自己凉快一些。在这种情况下，你可以想象一下双手浸在冰水里的感觉。在日常加强练习效果的时候，你可以不用加热练习时使用的温度控制器，而是把双手和胳膊放在冰水里。无论是放在装满冰水的桶里，还是浸在流动的凉水里，都能让你充分感受到现实中冰冷的感觉，加强训练效果。

本书的所有练习内容你都可以按照这个模式、根据自己的实际需要进行灵活调整。

例如刚才的练习你就可以这样修改：

凉爽练习

　　放松身体，坐下来，

　　脚牢牢放在地面上，双手放在大腿上，

　　向后躺，闭上眼，

　　用鼻子吸气，用嘴巴呼气，

　　在呼气的时候感受一下，你是怎样把所有的紧张都释放出去的。

　　再来一轮，用鼻子吸气，

　　用嘴巴呼气，放松，

　　继续重复，呼气的时候放松你的头部，

　　继续重复，呼气的时候放松你的颈部，

　　继续……

　　放松你的上半身，

　　放松你的腿，

　　放松你的脚，一直放松到脚趾，

放松你的整个身体，

继续放松，

让你的全身处在完全放松的状态下，

继续放松，

让自己感到放松的舒服。

现在，把全部注意力集中到你放在大腿上的双手的感觉上，

感觉一下你手下衣物的材质，

感觉一下你双手周围的温度。

现在，想象一下，

你的双手正变得越来越凉，

想象着，你正站在白雪皑皑的大地上，

周围的一切都被厚厚的冰雪覆盖，

感受一下雪地里散发出来的那种凉爽，

想象着，你的面前是一个结了冰的池塘，

靠近岸边的地方被人凿了一个洞。

你靠近这个洞，

蹲下来，

把手伸到洞里，浸入冰冷的水中，

感受一下，凉气在向你的双手蔓延，

再把手往洞里伸一些，

感受一下，凉气正在慢慢浸入你的血液，

蔓延到你的全身。

想象着，把手继续往下伸，直到整个手臂都浸入了冰水里，

你的胳膊和肩膀已经变凉了，

凉气在你的身体中流动，

经过颈部，

进入太阳穴，

进入额头，

你的头部也变凉了，

你的思维变得更加清晰，

但你的手依然很热。

你可以做个深呼吸，

凉气已经布满你的全身，

越来越凉爽，

越是放松，你就越能感觉到这种凉爽。

如果你马上睁开眼，

此时此刻的你，依然能感受到这种凉爽，

你的皮肤会先变得更凉，

你会感觉到越来越凉爽，

越来越凉爽，

加倍的凉爽，

你飘浮在空中，越飘越高，

身体还是越来越凉爽，

你越飘越高

……

睁眼！

舒展一下身体！

（练习结束）

"假装"——一个神奇的秘密武器

我们已经多次体验了我们的想象力是如何影响我们的身体，这令人印象深刻。但它在相反的方向上也可以发挥完美的作用：通过有意识地执行一个与某个感觉状况相关联的身体动作，我们可以向我们的潜意识发送一个非语言信号。这个信号会像暗示一样，影响我们的思维、情绪和整个感觉。

在神经语言学编程中有一种叫作"元建模"的技术，我们也可以称之为"假装"技术。意思是我们可以把自己想象成自己想成为的那个人。乍一听，这好像不会有什么用，但有趣的是，通过假装我们想成为什么样的人，我们实际上就真的会成为那样的人。许多有创造力的人，例如演员、喜剧表演者、各种各样的艺术家，在他们职业生涯的开始都会寻找一个榜样，并尽力去模仿。这样他们就有了明确的目标和强大的动力。如果想改变生活中的某些事情，目标和动机都是非常重要的因素。通过研究他们的榜样的职业生涯，他们就能了解到，他们需要经过哪些步骤才能达到同样的境界，这样他们就有了一个明确的计划。在遇到具体问题的时候，他们就会想象，他们的榜样在这种情况下可能是怎么做的，就会有一个明确的方向。通过这种竭力模仿的方式，他们的能力就会越来越强。当他们达到了一个很高水平的时候，就可以给自己的行为打一个分，并从之前的模仿中脱颖而出——成为其他人的榜样。

李·斯特拉斯伯格的"方法派"表演技巧也遵循"假装"的原则：演员们要深度进入到虚构的角色中。在进行放松练习时，他们会有目的地将虚构人物的各个方面形象化。这就把拍摄前的准备工作变成了一个高效的自我催眠暗示过程。这样他们就能表演得非常逼真。但是，这种自我催眠暗示会一直进行，不会停止，这会影响到演员们的个人生活。这就是为什么很多演员在拍完戏或巡演后都很难回到原来的自我，突然就成了"另一个我"。"假装"原则已经在一个较小的范围内起作用了。你参加过电视脱口秀的节目录制吗？在节目开始录制之前，通常会有一个工作人员来到演播室，带着观众们进行所谓的"热身"。他站在观众们面前，与大家一起练习热情鼓掌、喊叫以及用脚跺地。这是在培养观众们的热情。当你初次经历这样的事情时，你会觉得这是虚伪的，就像海市蜃楼一样，大家在为一些事实上并不存在的事情感到兴奋。但是当你参与其中时，就会发生转变。突然间，你不仅变得更加放松，而且心情也愉快了。这种好心情是完全真实的。节目主持人一进入演播室，就将热情传递给了电视机前的观众，好像一下子火花四射，神奇吧？

我从中受到了启发。在我的自我催眠研讨会上，一开始我就自己带领大家热身。我让参与者们走出自我，去鼓掌、去跺脚、去欢呼。这是一件美妙的事情，因为它不仅能让大家心情愉悦，还能让大家敞开心扉。他们发现，在用简短的几句话向其他参与者介绍自己时，感觉容易多了，而且他们在学习我研讨会上讲的内容时，态度也更加开放了。由于研讨会的时间有限，通过这样的方式我就可以奠定一个很好的基础，这样所有的参与者，即使是最害羞的参与者，都可以学到一些东西，丰富自己的生活。

即使你不举办研讨会，你也可以测试这个练习的效果。例如下次开派对的时候，即使不喝酒，你也可以用这种方式直接把气氛调动起来。

世上最好的即时催眠

如果让你独自一人在一个安静的小房间里进行这样的热身，你可能会觉得有点小题大做。但这仍然值得尝试。你可以为自己今天做得好的所有小事情鼓掌，可以轻拍自己的肩膀，可以表扬自己说："你做得超棒。"你会发现，自己的情绪高涨了。但鼓掌并不是使我们摆脱情绪低落的唯一策略。

我相信我们都经历过这样的一段时间，感到非常沮丧，不想见任何人。这时候门铃响了，一个朋友站在我们面前。我们会怎么做呢？我们会说："你好啊，进来喝杯茶吧！"当朋友和我们在一起的时候，我们会假装我们过得很好。我们当然不会表现得闷闷不乐、郁郁寡欢。有趣的是，我们那个时候确实表现得很好。当朋友离开后，我们有可能再次回到沮丧的状态中。但一般会发生什么呢？我们不会回到悲伤的情绪中，因为这时候我们已经忘了我们身处一个糟糕的状态。

你可以有意识地利用这种假装的效果，让你的生活立刻变得更加美好。例如微笑就是一个名副其实的奇迹武器。在你完全没有心情微笑的时候，你最好可以尝试一下下面的方法：把嘴角拉起来，不要放开，你会感觉到脸颊和眼角的肌肉活动，就像真正的微笑一样，然后保持微笑两分钟。开始你可能感觉有点像是在做一个奇怪的面部体操，但很快你就会注意到，一些非常棒的事情发生了——我们的情绪每秒钟都在改善。

　　微笑也许是有史以来最简单的自我催眠，因为这个练习每个人都可以毫不费力地去做，而且效果立竿见影。当我在实践中教客户这个简单的"好心情技巧"时，我看到了奇迹的发生。有意识的微笑是一件小事，一种精神上的愉悦，可以显著改善我们的生活质量，并且我们可以不断去做。这不是很好吗？通过这样一个有意识地应用的小技巧，我们可以使我们的身体处于轻松愉悦的状态。

怎么看就会怎么想：面部表情的神奇作用

　　微笑这种情况甚至还有一个名称，即"面部反馈"，也可称之为面部表情和大脑活动相互作用构成的一个循环。

　　这是怎么一回事呢？很简单：我们欺骗我们的大脑以及我们的潜意识。当嘴角上扬时，就传递了一个信号：嘿，有理由高兴了！这时候大脑做什么呢？你放心，它现在不会"有逻辑地"思考，不会费劲地去寻找那个并不存在的微笑原因，最后说：真尴尬，没发现什么值得微笑的原因啊。

　　相反，大脑有点像是一个没抓住笑点的人，为了避免尴尬，只能附和着笑。微笑给了大脑一个"快乐"的信号，紧接着，大脑就会自动开始运行所有它在生活中学到的，与这个信号有关的程序。换句话说，当有一些开心的事情发生时，我们通常都会微笑，所以我们生命中以前所有微笑的瞬间都会一下子被唤起。这会唤起强烈的好心情的记忆，导致荷尔蒙自动释放，从而增加我们的幸福感。例如，大脑会关闭压力荷尔蒙的产生通道并降低血压。我们遇到的所有面带笑容的人都将从中受益：英国研究人员通过电磁脑部扫描和心跳测量发现，面带微笑可以获得的幸福效应，就和一个人意外获得沉甸甸的22,000欧现金一样。

但是通过面部表情也可以达到相反的效果：例如当你愤怒地拉起眉毛，几秒钟后你会仍然无法让心情愉快。它们吸引着愤怒的念头，就像李子蛋糕吸引着黄蜂群一样。所以你只需要稍微测试一下，当意识到自己已经感觉到一种不好的效果时，赶快切换回微笑即可。

人们发现，那些面部表情已被肉毒杆菌部分麻痹，无法皱眉的人，实际上他们的心情通常会更好。即便是被肉毒杆菌麻痹的部分，也不会影响真正发自内心的微笑和大笑。但是，肉毒杆菌毒素患者解读他人的情绪的能力会受影响。通常，我们会无意识地模仿对方的面部表情，并通过这种下意识的动作来把握对方的情绪：对方的情绪会转移到我们身上。这是移情、感受他人所感的基础之一。如果有几块面部肌肉瘫痪，则只能起到有限的作用。在人类进化的过程中，这种自动模仿能力已被证明是生存的关键，因为只有那些迅速意识到某人与他敌对的人才能及时捍卫自己。如果头脑迟钝，在不利的情况下甚至会丧生。模仿是由所谓的镜像神经元触发的，例如，它们还导致我们不自觉地打哈欠并感到疲倦，仅仅是因为我们看到别人在打哈欠。就像当我们看到别人的嘴唇上挂着微笑时，我们就会不自觉地回以微笑一样。

巧用字母i

在和家人坐车长途旅行的过程中，孩子们会因为无聊而烦躁，这时候可以尝试利用字母"i"的催眠作用。具体做法是这样的：大家各自想一个长的句子，句子的每个词都包含"i"这个字母，如果不包含的话，就把词中的元音字母都用"i"替换（例如：wo he ba ba ma ma zuo che qu du jia要说成wi hi bi bi mi mi zii chi qi di jii）。一个人开头先说一个词，下一个人在后面接上一个词，一人一词，不断接下去。所说的句子可以是无意义的。

在做这个游戏的时候，每个人都要重复上一个人所说的句子，并在句尾接上一个新的词。很快你就会发现，心情开始变得好起来。原因不仅仅是这个游戏本身有趣，重要的是在每次发"i"这个音的时候，和微笑时一样活动的那块肌肉就会不断被激活。很有趣吧！

恭喜，你赢了！

稍微深入一点，把有意识的微笑发展到一定程度的时候就是另一个技巧了，即：获胜者姿势。在下次你需要快速获得更多自信的时候，例如工作面试或约会之前，这种简单的策略可能会很有帮助。

站直，将身体重量均匀分布在双腿上，使你牢牢站在地上。然后向上伸展你的双手，就像那些在奥运会上打破纪录的田径运动员一样。绽放你最快乐的微笑：是的，你是冠军！想象着你正将奖杯举向天空，或正在亲吻奖牌。具体怎么做并不重要，重要的是你要能想象到那种荣耀的感觉，获胜者那种昂首挺胸的感觉。你喜欢怎样做就怎样做，尽可能地舒展全身，欢欣雀跃。

　　刚开始时你可能会觉得很傻，一分钟后，你的手臂可能会有点痛，但这种获胜者姿势的效果绝对是明显的。我们的潜意识会直接对这个有意识进行的"表演"做出反应。它无法判断是否真的发生了让我们如此亢奋的事情，它不知道我们是真的非常兴奋，还是只是假装。你的潜意识只会这么反应："哦！主人明显是赢得了什么，他（或她）可以为自己感到骄傲，昂首挺胸，所以为了保险起见，我也得多释放一些幸福荷尔蒙出来。"

　　同样，对于害怕演讲、害怕在会议上讲话、害怕登上舞台的人来说，这样的练习也能创造奇迹。当你精疲力竭，需要新的能量的时候，胜利者姿势也是一个很好的救急办法。如果你担心在外面这样做显得很傻，或者怕别人说你在大街上蹦来跳去的表现是神经病，那你也可以偷偷地在一个小小的换衣间做这个高举奖杯的练习，你的潜意识可不管你是在哪里欢呼雀跃的。

　　你看，从有意识的行为到其对潜意识的影响，这个转化过程是十分流畅的。所以现在谈起催眠的时候，就不再谈论潜意识和意识的二元性，而是把两者看作一个整体。就像一个活的有机体，在不断地运动中。

　　在深入了解潜意识的功能之前，我们先来做一个很棒的小练习，这个练习更像是一个"真正的"催眠练习——看起来效果也的确如此。

手指磁铁

把你的脚放在地上，

把手放在大腿上，

放松，背往后仰，

闭上眼，

闭紧眼，

用鼻子吸气，用嘴呼气，

吸气，呼气，

……

当你感觉完全放松的时候，睁开眼睛，

把手向前伸，

双手手指交叉，牢牢握住，

拇指交叉成十字，

像祈祷一样，前臂弯曲，

食指分开，

呈字母V的形状，

看着食指之间的间隙，

想象着，你的两个食指指尖是两块相互吸引的磁铁，

你每说（或听到）一个字，他们就会明显地相互吸引，

直到两手中间牢牢贴紧，

当两手接触时，闭上眼睛，

放松，

再放松，

（暗示）

你越来越放松，

越来越放松，

完全放松，

一，二，三，

睁眼。

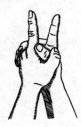

Solano

　　和之前的练习不同，这次练习除了放松没有具体的目的。但它向你展示了你的身体是如何尽一切努力去实现你的内在想象。在这个练习中，你的手指不是只去"扮演"磁铁，而是要真的变成磁铁。这是基于你的潜意识在你生活中所学到的所有磁铁的表现行为。这种自我催眠没有具体暗示，但在以后可以补充。手指接触后闭上眼睛时是发出具体暗示的理想时间，因为刚刚你已经看到，你的整个身心系统是如何对你的想象做出反应的，所以暗示也要落在实处。这种放松练习你做的次数越多，以后将它们与暗示结合起来就会越容易。

　　但我们得先看看我们的潜意识是如何运作的，因为只有了解我们这一最宝贵的帮手，我们才能更好地利用它。

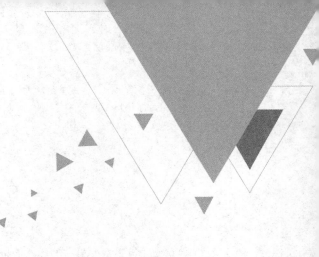

Chapter 03 >>>
记忆：
我们会遗忘，但为什么我们能回想起的东西却又比我们认为得多？为什么我们总是想不起真实发生的事情

记忆是一种相聚，忘却是一种自由。

纪伯伦（黎巴嫩诗人、小说家）

你有激光笔吗？如果有的话，请按一下开关，看看它放射出来的那个微小明亮的红点，那就是我们的意识。我们可以有意识地理解和处理如此多的东西，当然更可以说，如此少的东西。

我们对周围的一切都是在无意识中感知的，它们并没有进入我们的意识。科学家现在认为，我们每秒钟可以有意识地感知到大约60比特大小的信息，但令人难以置信的是，同时又有1500万比特大小的信息在无意识中被我们接受。气味、声音、视觉感知、身体感觉、味觉，等等。这些感知并没有丢失，它们成为我们经验的一部分。

潜意识是我们的保护天使

有意识的记忆就像冰山露出水面的一角。无意识的记忆是冰山隐藏在水面之下的无限大的部分。我们不能有意识地在无意识的记忆中翻阅查找，这并不意味着这个大宝藏是无法使用的。相反，在必要的时候，这些记忆可以被有针对性地激活，正如下面的故事所示：

F1赛车手胡安·曼努埃尔·索拉诺·方吉奥参加了20世纪50年代的摩纳哥大奖赛。在决定性的一轮比赛中，方吉奥从一条隧道里开出来，进入一条直道，作为一名赛车手，这时候通常会把油门踩到底，尽力获得优势。然而，方吉奥条件反射般地放慢了速度。这应该是一个严重的错误，它会让一个赛车手失去获胜的机会。但在这一次，情况却恰恰相反。在下一个弯道后面，方吉奥看到了一场大事故，几辆赛车相互撞在一起。如果此时他以正常速度行驶，他也将不可避免地撞上其他赛车。但由于他刹车后的速度相对较慢，方吉奥就成了少数几名能避开这一事故的车手之一。不仅如此，他很快就为自己锁定了胜局。

到底发生了什么呢？

方吉奥下意识地减了速，是因为感觉情况有点不正常。一开始，他也无法解释到底是哪里不正常。后来，当他在重构当时场景的时候，他才意识到：通常，当他开出隧道的时候，观众会把脸转向他，对他而言，这是赛道边一个明亮的背景。在他无意识的记忆中，这个明亮的背景被保存为一个正常的场景。然而这一次，观众们没有看他，而是把他们的后脑勺转向了他，那是因为他们把脸转向了下一个弯道后面的事故。经验丰富的车手方吉奥对这一微小变化做出了反应。

但并非我们要先陷入危险的境地，我们的潜意识才能以直觉的形式帮助我们（在我的《直觉的秘密》一书中你会读到更多关于这种奇妙联系的内容）。无意识记忆也可以在完全安全的情况下被激活。

假设当你16岁第一次陷入热恋的时候，你一直使用某种香水，那么20年后，当这种香水味突然再次飘入你的鼻子中时，你的心肯定又会如当年一样，怦怦直跳。或者，你会将海鸥的叫声与海边的假期、放松和快乐相结合。当你偶然听到海鸥鸣叫的声音时，即便是在昨晚的电视剧中听到，那些愉悦的感觉也会淹没你。

在催眠中，"锚"的概念起着重要作用。这是一个信号，例如有意识地用手指表达，用它来锚定和自由地表达想要的感觉。海鸥的气味和叫声就像天然的锚，把过去的美好感觉带到现在。

所以我们不应该像低估有意识的记忆一样，低估我们的无意识记忆，因为它们对我们的生活每时每刻都有很大的影响。

幸福宝箱

正如你刚才读到的，有一些自然的锚点，它们可以瞬间把美丽、放松或快乐的时刻带回来。每个人都有这样的锚点，但我们大多数人都没有利用它们的意识，而总是等待着它们偶然地到来。这是对潜力的浪费！有了这些锚点，我们不仅可以毫不费力地使自己处于愉快的状态，而且可以使任何自我催眠更有效。因此，自然锚点是一种极有价值的工具。所以，现在，请拿起纸和笔，看看你的个人幸福锚点是什么。想想生活中让你特别快乐的美好时刻或阶段。然后问自己：它们带来了什么感觉？有没有可能重现这些感觉呢？

例如，如果你童年时总是在普罗旺斯度过特别快乐的假期，那可能是伴随着法国南部薰衣草田的香味。那就去拿些好闻的薰衣草油，把它撒在你的手腕上，或者放在熏香灯里。想想你恋爱时用的香水，这种气味还存在吗？即使那是一种刺鼻的青少年香水，现在已经不符合你的风格了，但还是弄一瓶吧。

什么样的声音会勾起人们愉快的回忆？某种鸟的叫声？海浪的声音？那就把它们录下来。收音机里听到的某首歌会把你拉回一个美妙的时刻？那就想办法买到这首歌的CD。某种护肤霜的香味能让你想起你亲爱的、总能给你带来安全感的祖母？那就去买瓶这种护肤霜。

把你的幸运锚点列出来。尽可能地想办法得到它们，把他们放到一个漂亮的盒子里。这就是你美好回忆的宝箱。但请注意，要节约使用它们。如果你每天都使用你的"幸福"气味，那你的鼻子就会习惯它，它的效果就会消失。把你的幸运锚留到你想有意识地放松的时候再用吧。只有这样它们才能保持全效。

经验池

在我们无意识的经验池中，创伤也可能被保存下来。当有人曾经对我们做了一些可怕的事情，例如凑巧这个人和某位著名演员长得很像，当我们在媒体上看到这位演员时，我们很可能会产生一种不好的感觉，甚至会感到恐慌。即使我们不记得发生的事情，也会出现这种情况。可怕的经历往往会切断我们的意识，并将其置于潜意识中。这种分离是一种健康的机制，它能让暴力受害者、不幸事件幸存者或经历过战争的人继续正常生活。如果每天都会想起过去发生的可怕的事情会使这些人崩溃。

但是我们不可能迫使自己完全摆脱困扰情绪的事件。一旦我们在日常生活中发现某种与潜意识中的记忆碎片相对应的东西，它们就会浮出水面。这也是一个有用的机制。如果一名曾经的暴力受害者再次遇到折磨他（或她）的人，或再次遇到与受创伤时相似的情景，他必须能够做出反应。所以潜意识在暗中觉醒，并在最小的相似度下敲响警钟。这可能是一个误报，就像上面演员的例子。潜意识这样做是为了使原来的受害者免遭第二次危险。在这种情况下，至少在外人看来，这些人可能会完全反应过度。他们会变得恐慌、咄咄逼人、逃跑，甚至攻击别人，而且往往不知道到底是什么原因。因此，未经处理的创伤会使他们的正常生活变得极其困难，甚至无法正常生活。

　　不良习惯伴随的情况也会被储存在无意识的经验池中，这一点不太引人注意。例如，一个抽烟者可以通过点燃一支香烟重获他（或她）年少时点燃第一根烟时所感受到的反叛和自由，而他（或她）根本不可能有意识地回忆起很久以前的那段时刻。另一方面，一个酗酒的人可能会在不知不觉间回忆起以前喝酒时感受到的那种令人愉快的放松和令人痛苦的烦恼消失的情景。这种不良习惯的无意识的积极联想会持续地存在于潜意识中，甚至会使摆脱上瘾或恶习的辛苦努力屡屡受挫。

回忆时要注意差距

　　通过分析这些情况，我们可以清楚地知道，记忆并不是一成不变的！让我们首先看一下有意识的记忆：每次我们谈论某件事或回想起某件事时，记忆都会有所改变。在实际体验中创建的大脑原始神经元网络在第一次回忆时被激活。

　　然而，任何有意识的记忆都有漏洞。一方面，这与以下事实有关：正如我们刚才所看到的，我们只能处理我们周围发生的事情的一小部分。因此，记忆从一开始就是支离破碎的。此外，记忆的各个组成部分被分别存储在大脑的许多不同的地方。声音、外观、气味、情绪等分布在整个大脑中。因此，当你在回忆一些事情的时候，如果你能同时在核磁共振成像仪器上进行观察，那么你会看到，许多不同的区域会一起发光，这些区域或多或少地通过强大的神经连接在一起。就像法国点画派画家的画一样，他们通过设置许多小点来作画。如果你离图像很近，你会看到很多中间地带。只有当你稍微走远一点，图像才会成为一个有意义的整体，因为点会融合在一起。

　　更糟糕的是，如果一个事件很长时间不被激活，神经连接就会消失。与其他要素相比，记忆中的单个要素更有可能丢失。这样我们就可以理解，为什么我们的部分记忆会成为碎片消失。

　　但现在我们有一种倾向，那就是填补记忆中的空白，例如，在我们想报道一次经历的时候。毕竟，我们的意识总是致力于提供一个连贯、有意义和有趣的故事。我们经常利用我们无意识的经验池来填补这些空白。它像一位勤奋的道具师一样，提供适合主题的内容，这些内容不一定是在我们现在要报道的场合出现的。但这些内容与我们将要讲述的经验交织在一起，并会对经验池进行一点修改。

　　我们怎样才能具体地想象一下呢？假设你想谈谈最近跑步时一只狗追着你并差点咬到你的经历。你已经不记得那只狗到底是什么品种了，但它唤醒了你对你姑姑家的狗的回忆，那是只杜宾犬，这纯粹是联想。突然间，你记忆中的那只狗看起来就像是只杜宾犬。为了躲避狗，你跳过了一道围栏。围栏是什么样子的，你在紧张中也没有注意到，但是当你想到"围栏"这个词时，你通常想到的都是格构围栏。这也许是因为你父母的房子里有这样的东西，这也是源自你无意识的经验池。所以你回想起的情况是：突然有只杜宾犬追着你到了一道格构围栏。然而，实际上，围栏可能是一道金属网围栏，而狗则是大型雪纳瑞和罗威纳犬的杂交犬，但我们的记忆已经包含了其他细节，我们甚至都完全没有注意到这一点。因此，大脑中出现了一条新的记忆轨迹，它将以前的神经联系自然而然地连接起来。有趣的是，将来你也会相信当时的情况就是这样的。

这不只适用于我们讲自己故事的时候，还有其他适用场合。例如，我有一个熟人，她的工作就是把别人的生活故事以书的形式记录下来。在她的传记作品中，她经常需要修饰事件，甚至编造一些行为要素，因为她的工作是使故事变得流畅有趣，但她的客户极少会以这种形式给她讲那些事情。当然，客户必须阅读这些补充的和虚构的内容，并确认这样写是没问题的。令人兴奋的是，当她的那些客户读到这些内容时，他们突然就认为事情本就是这样的。他们常常意识不到有些内容其实是编造的，甚至会把别人想象的内容融入他们自己的传记中。

或者想想看，当你读完一本小说后会发生什么。你在脑海里会想象出小说的主人公和发生的事情。后来，一部根据这本小说拍摄的电影上映了。一旦你看了这部电影，你自己脑海中关于这本小说的影像就会被电影的强烈视觉印象所覆盖，而你只能在极其有限的程度上为自己构建的影像辩护。所以很多人宁愿不看根据他们最喜欢的书拍成的电影，以保持他们自己的想象。

> 话只要一说出来，就会立马变得有些不同。
>
> 赫尔曼·黑塞（瑞士作家、诗人）

我们在无意识中塑造自己的记忆

记忆是如何不断变化的另一个例子是"轻微的夸张"，当我们告诉别人我们的经历时，我们中的大多数人都倾向于这样做。不仅仅那些有名的垂钓者会这么做，他们经常把实际钓到的一条小鲱鱼说成是一条鳕鱼。轻微夸张与说谎无关，这是很正常的。我们这样做是为了清楚地表明我们的立场，让我们的倾听者们感受到我们的经历。

假设你是第一次乘坐现代化的旅游大巴到另一个城市去拜访朋友。你觉得这个新尝试的出行方式特别棒。然后你可能会告诉你的朋友："和你说啊，那是一辆超棒的大巴，车里有空调，甚至还有WiFi，座位也绝对舒适。坐在上面，我感觉就像飘在云端似的。你也一定要尝试一下。"但实际上，这辆大巴只是A地和B地之间的普通通勤大巴，有一些附加功能而已。你可能坐得也不像飘在云端。你忽略了负面信息，例如坐在你前面的乘客用手机大声说话，只因你想强调自己对这次新旅行方式的满意程度。当然，如果你想生动地说明负面经历，这也是适用的。那么你可能会说："我已经等了很长时间，至少有半个小时了。外面

特别冷，等来等去，大巴还是不来。我脚都冻掉了，下次我还是
开车吧。"而实际上，这辆大巴可能只晚了15分钟，而你的脚显
然也没什么问题。但是，你夸大其词是要增强你体验的相关性，
使其从日常事件的随机性中脱颖而出。最后，你还想为自己下次
乘坐不如大巴环保的汽车辩护。那么从现在开始，当你再回忆这
件事的时候，想到的都会和你刚才说的一样。

不仅如此，当你下次再乘坐这种大巴旅行时，你的感知是基
于上次回忆之后形成的模板。它已经被强调要主要看正面的，或
者反面的东西，这取决于你之前是怎么回忆的。因此，已经确
定了的思维方向会一次又一次地被强化。这被称为"选择性感
知"。这种机制也可以用来有意识地塑造现实。

你看，我们所有的记忆都正在逐步被塑造和编辑。就像一个
文本文档，我们不停地打开，在上面编辑修改一点点。甚至无意
识的记忆也在不断变化。一方面是因为我们的经验在不断丰富，
记忆也在不断增加。对于赛车手来说，这一场比赛的经验要多于
上一场比赛。另一方面是因为那些我们读到的、偶然听到的、做
梦梦到的、看电视看到的、听别人讲的或在路边不经意得到的东
西，都被添加到了我们的"真实"记忆中。

令人高兴的是，这样我们就有机会根据自己的愿望（有意识
的和无意识的）来塑造记忆。首先，我们必须认识到，我们感知
为记忆的东西与我们真正经历过的东西永远不会完全相同，而仅
包含原始事件的片段。当我们使用自我催眠时，我们会使用记忆
塑造的过程并按照自己喜欢的方式，在大脑中设定神经轨迹。你
只需要知道在这件事上怎样做才最好。

转移你的注意力，决定让什么成为记忆

我们不仅在事后，而且在事情发生的过程中，都在塑造我们的记忆。在我的一次研讨会上，一位与会者讲了一个有趣的小故事：她的一个熟人兴奋地告诉她，一段时间以来，她总是能得到一个停车位，因为她在找车位前就开始尽力想象着，自己很快就会发现一个停车位。在这个故事的启发下，这位与会者在思考，自己每次生理期肚子都很痛，怎样用这种方法来消除或降低疼痛感呢。它真的起作用了：疼痛突然变得更容易忍受了。她很开心。

《向宇宙下订单》和《秘密》这两本书的粉丝们很可能会认为这些经历是宇宙赐予的。而这一过程中，这两位女士除了改变她们的记忆，从而改变她们的期望和注意力之外，什么也没做。

在过去，那位找停车位的女士总是有这样的一个记忆：我是找不到停车位的。可以肯定地说，她总归是能找到一个停车位的，或早或晚而已。否则她将一直开着车到处转悠。然而，对她来说，她感知的焦点是缺乏停车位，这就出了问题。举例来说，在她7次找停车位的过程中，如果有两次很难找到停车位，她就特别记得这两次。虽然另外有5次她很快就找到了一个停车位，但这个记忆被她不经意地漏掉了。

但是，在把注意力转向积极的期望之后，她的感知也发生了变化。在与以前完全相同的情况下，即在7次找停车位的过程中，有5次她立刻就找到了停车位，有两次花的时间多一些。现在她把注意力放在那5次容易找到停车位的记忆中，对于那两次

没有马上成功找到停车位的情况，她会想办法找理由去解释。例如，她会认为是她分心了，没有把足够的精力放在找停车位上。这只是一个例外。另外，她的这种"我马上就会找到停车位"的期望也改变了她自己的感知。一个出现的停车位，以前她可能认为太小没法停车，现在突然就符合预期了，她也没有像以前一样，无视这个停车位直接开走，而是稍微费了点劲把车停进去了。在路边，她突然以敏锐的目光发现了她以前可能会错过的停车位。许多因素都有助于实现预期结果。

同样，对于严重痛经的那位女士来说也是如此。她以前来月经的时候，可能有时候痛得严重一些，有时候轻一些，但她只留下了特别痛苦的那段记忆。痛苦的经历变成了对这件事情唯一的记忆——在未来她就一直会这么想。就像周末或假期里有很多人到了某个时间会感到饿一样，那是因为这个时间在平时上班的时候是吃午饭的时间。这位女士的身体和大脑在月经临近时就会自动想着：又要痛经了。

但是现在她突然有意识地转移了注意力。她尽力去想象：有没有可能度过一次不那么疼痛的经期呢？这就为可能性创造了空间。同时，她也坚信自己会成功——那位成功找到停车位的熟人就是一个很好的榜样。这就会产生一种效果，她让自己在等待经期到来的时候心态更加放松，不再像以前那样焦虑。仅此一点就可以减轻疼痛。

另外，注意力所在的地方，主观感受会更加强烈。换句话说，那些专注于痛苦的人会增强他们的痛苦感，而那些转移注意力的人会减弱这种感觉。另外，有研究表明，疼痛对安慰剂效应的反应非常好。这不仅与注意力有关，而且与身体的化学过程有关，这些化学过程可以通过坚定的信念被激活，而坚定的信念又是通过药物、治疗、甚至是可视化技术等确立的。结果：突然间，疼痛减轻了。

在以上两种情况下，两位女士只是稍微转移了一下注意力，就取得了惊人的效果。但还不止这些。随着积极经历的不断更新，注意力会更加积极地转移：新的积极经历会变成积极的记忆，从而对未来产生积极的影响。这是一种连锁反应。

你也想这样吗？那你就马上尝试把你的注意力转移到特定的主题上。改变思维方式的一个好的开端，以及为进一步朝这个方向尝试所做的准备，是一个小小的仪式，它能将新的积极记忆注入你的潜意识，从而为未来的积极经历奠定基础。

记录美好时刻的日记

找一个好看的笔记本，每天晚上睡觉前，把一天中7个美好时刻记录下来。我之所以说"美好时刻日记"，而不说"幸福日记"，是因为这里所记录的并不一定都是特别重大的事件。相反，每一件小事都很重要。记下当天让你感激的事。例如：虽然你不小心把车停在了禁停的地方，但是没收到罚单；吃了一顿美味的晚餐；和一个朋友通了电话；家人陪在你的身边；身体很健康；完成了一项任务；有时间慢跑了；出太阳了；雨打在窗户上听起来真舒服；终于把房间收拾干净了，等等。一旦你开始思考，即使是看似平凡的一天也会让你想起无数小事，这些事使过去的时光成为美好的经历。然后，你将带着这些积极的感觉进入睡眠，有了这些积极的感觉，在接下来的一天你就会开启各种可能，如果你能在第二天把前一天晚上记的内容再快速读一遍的话，效果会更好。

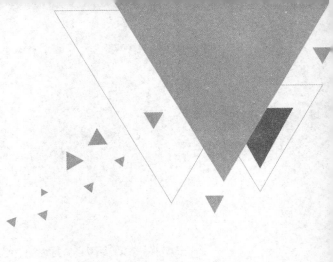

Chapter **04** >>>
习惯：
你的潜意识如何确定你是强悍的超级英雄还是胆怯的小老鼠，为什么要进行控制

在我们知道我们在做什么之前，我们必须知道我们在想什么。

约瑟夫·博伊于斯（德国行为艺术家）

几十年前，在许多国家，通常会用大象代替高效的机器来运输和搬运重物，对大象的饲养和训练形成了一个完整的产业链。一旦小象不再需要靠近它们的母亲，它们就会拥有自己的活动范围。人们用一根大约8米长的绳子，绳子的一端绑在大象的一只脚上，另一端绑在一个与地面垂直的轴的轮子上。这样，小象就可以在直径约16米的大圈里自由活动了。在这个圈子里有一个阴凉的棚子、食物、水和玩具。小象很快就能意识到它们可以走多远，当它们到达绳子的尽头时它们会感觉到有一股力量拉着它们的脚。随着大象的成长和强壮，你可能会认为，现在需要用一条沉重的链子来代替绳子，免得绳子被大象扯断。但事实并非如此。驯象师们只是在大象脚上之前拴绳子的地方系上一条金属链子。这是一种可感觉到的记忆。这样，虽然大象会有各种机会逃跑，但是，大象的潜意识已经一劳永逸地记住了：无论如何，不能再往前走了。这一限制虽然只存在于记忆中，却产生了真实的影响。

限制记忆的那根绳子有多长？

每个人都受到这样的限制，但它们只存在于大脑中。你的限制是什么？把它写下来，你就有机会战胜他们。也许接下来的小幻想之旅也会对你有所帮助，揭示你生活中哪些部分应该得到最好的修复。请阅读接下来两页的内容，并试着将情景内化。

　　如果你觉得能够像放电影一样在你的眼前播放这个小场景，那就躺下或者舒服地坐下来，闭上眼睛，专注于你的呼吸几分钟，跟随你胸部的起伏，把产生的各种想法过滤掉。当你休息时，再想象一下这一情景。当然，你也可以让朋友或你的伴侣给你读这段文字：

蝴蝶的预言

> 你进入了一个美丽宁静的花园，
>
> 风轻轻地吹进高大的树林，
>
> 深绿色的草坪上点缀着美丽的花朵，
>
> 风中飘来迷人的气味。
>
> 这时候，你感觉到自己的皮肤上有一股轻柔的水蒸气，
>
> 你转过身，看到一汪泉水，
>
> 它从一座小山上喷涌而出，
>
> 泉水聚集到一个池塘里。
>
> 这个池塘正在你的眼前，
>
> 闪耀着神秘而美妙的波光，
>
> 你突然知道了：
>
> 这个泉眼里流出的是治愈之水，
>
> 真理之水。

七只蝴蝶在池塘上方的空中飞舞，

一只红色的蝴蝶，

一只橘色的蝴蝶，

一只黄色的蝴蝶，

一只绿色的蝴蝶，

一只天蓝色的蝴蝶，

一只靛蓝色的蝴蝶，

还有一只紫色的蝴蝶。

你看到七只蝴蝶在水上的微风中翩翩起舞。

你注意到，一些蝴蝶要离开了，

它们消失在树林之间，

消失在你的视野之外，

一只接一只地飞走了。

你看着它们，

慢慢变小、变小，

变成一个个小点，

最终消失不见，

但有两只蝴蝶留了下来，

它们落在池塘边，

开始津津有味地喝起池塘里的神奇之水。

你知道留下来的是哪两只蝴蝶吗？

这两只蝴蝶向你展示了，你目前应该特别注意生活和身体的哪些方面，以应对生活中可能发生的变化。你的"蝴蝶"可以帮助你发现当前项目的不足，并确定下一个重要的步骤。

儿童和动物不会因失败而变坏，他们的生活原则是简单的重复。

威廉·格纳齐诺（德国作家、记者）

人类是一种习惯性的动物

如果你想通过例如自我催眠的方式对潜意识进行重新编程，那你首先得了解它是如何工作的。美国北卡罗来纳州杜克大学的一项研究发现，我们每天做的事情中，有40%都不是有意识去做的，它们作为一种习惯，是由潜意识控制的。这能使我们的日常生活变得非常轻松，因为如果我们在每次做事前，都要先想想我们想做什么，我们是否真的有兴趣去做，以及这件事到底该如何做，那样估计我们中的大多数人连床都起不了。我这并不是在开玩笑，这件事听起来可能是这样的：当我们在半睡半醒的状态下要起床时，如果从抬腿坐起来，到打开卧室门，走进卫生间，再到冲咖啡的每一步都要去考虑和计划的话，我们就没法起床。在这种情况下，我们的状态类似于一个尚未了解生活各方面细节的小孩子。许多习惯甚至不再有意识，因为它们不会干扰我们，反而使我们的生活变得更轻松，成为一种自动的行为。

然而情况却并非总是这样。你有驾照吗？想想看，你当时是怎么学会开车的。想想你第一次上教练车的情景。你当时可能会想："嗯，现在我得用这只脚踩离合，用另一只脚踩刹车和油门，同时还得换挡，打方向盘，而且还要保持对车道的关注。这该怎么办啊？天啊，教练还想让我变道的时候扭头看后视镜。我永远也记不住这一切，我永远也学不会！"我在第一节驾驶课后就坚信，我是地球上唯一一个永远不能做到这一切的人。除了我，其他人都能学会开车。

虽然这样，但我还是很想拿到驾照的。会开车是一种自由，可以让人在一定程度上独立。尽管第一节驾驶课的经历令人沮丧，但我继续坚持的动力还是很大的。我当然没有放弃。在第二节驾驶课上，情况也好不到哪里去。第三节课的时候好了一点点。到了第四节课的时候，突然间，我在过十字路口的时候就不再熄火了。从第五节课开始，我就体验到驾驶的乐趣了。不知道从什么时候起，开车这套流程对我而言就成了自动的。每一步操作都进入了潜意识，我在踩油门和离合器的时候，就不需要太多的思考了。当我们做某件事情时，不需要去多想什么的时候，我们就可以自由地思考其他的事情了。

我们的大脑首先试图使每一种反复出现的行为模式都成为一种习惯。完全不管这种习惯是一种让你先开始一天生活的实际技能（比如从这个地方走到那个地方、开门、往面包上涂黄油），还是让你的生活变得轻松的方法（比如开车、在电脑键盘上打字时使用的十指系统），也不管这是一种健康的习惯（比如起床后慢跑）还是一种坏习惯（比如即使距离很短还是开车而不是骑自行车，即便我们迫切需要更多的锻炼）。在所有这些惯常行为中，基底神经节起着主要作用。大脑中的神经中枢起着根本性的作用，所以不仅我们人类，甚至爬行动物或鱼类都拥有神经中枢。基底神经节不在乎我们如何评价某项事物的好坏，它们的工作是计划和编排重复性的运动序列。患有帕金森病的人基底神经节受到了影响。据观察，那些受影响的人已经不能再学习新的行动序列。

所有的习惯都有一个共同点，那就是会提供"奖励"。对于像开车这样复杂的学习过程，"奖励"在练习过程中直接来自大脑。当新技能被越来越多地掌握时，大脑就会释放出多巴胺，这是一种人体"兴奋剂"，有着与吗啡相似的化学成分。就连婴儿和小孩子也都是多巴胺"瘾君子"，令人兴奋的刺激促使他们不知疲倦地一次又一次地尝试新事物，直到最终掌握了它们。如果没有这个机制，任何孩子都不会学会走路或说话。

相反，坏习惯一般不需要花很长时间就能养成。坏习惯的养成花不了多少力气，所以也不需要先从大脑中分泌"兴奋剂"刺激我们。不过我们还是能得到心理上的"回报"。"少费劲"与"效果好"的结合使坏习惯变得特别顽固。许多毒品都会影响多巴胺的分泌。然而，在日常生活中的大多数小负荷中，对精神的刺激首先起到了最大的作用。假设你平时喝咖啡很多，那么，你可能会在早上喝第一杯时真正享受到咖啡因的影响。虽然咖啡因并不直接与多巴胺受体对接，但通过大脑中的链式反应，会导致更多的多巴胺在体内循环。至少喝第一杯的时候是这样。在喝完第一杯之后，身体的反应就不再那么明显了。例如，我们注意到，第二杯和其后的每一杯都不能再像第一杯那么提神了。尽管如此，很多人还是继续一杯又一杯地喝，即使手心开始出汗，神经开始颤抖，即使这时候的咖啡只能带来苦苦的味道。

为什么咖啡爱好者会这样做呢？

因为每一杯咖啡都会带来另一种精神上的回报。在厨房里冲煮咖啡的时间可以算是一种工作中的休息，而且这还是老板允许的合理合法的行为。另外，还会让我们觉得"我享受了美好的东西"，或者有了一段可以自己支配的时间。当然这些宽慰对于精神而言也会有生理上的影响，例如可以转化为生理上的放松。然而，人们认为，即使是在像吸烟这样的"上瘾"行为中，精神上的奖励也会起到很大的作用。这种情况下，休息也可以算是一种精神上的奖励。例如在日常压力中沉思的时刻。此外，当人们十几岁开始吸烟的时候，就已经在潜意识中认为，抽烟就意味着潇洒，意味着我已经是大人了，意味着我有反叛的气质。

是铁一般的自律还是自我催眠

对于每一种习惯，我们的大脑都会记住至少一个触发刺激。例如，对于一个从不运动的人来说，可能只是看到家里的沙发就会在心里呼唤："坐下来，舒舒服服地休息一下，顺便吃包薯条，锻炼运动多累人啊……"而诱发喝咖啡或抽烟的刺激通常是疲惫、无聊或在当前工作中感到压力过大。各种心理状态都会让休息变得很诱人。

触发性刺激一经出现，大脑就会下令去做刺激触发的活动。于是，喝咖啡的人就像受到了远程遥控一样，离开办公室去冲咖啡，吸烟者开始伸手拿烟，受伤的运动员毫无抵抗地倒在柔软的沙发上。与旧习惯相关的神经联系因此得以再次加强。当感到内疚时，一切都已经发生了。即使是最大的决心也很难与牢固的习惯相抗衡。

这与一个非常简单的事实有关，那就是：我们曾经非常习惯的事情，在今天看来，是永远不能被删除的。虽然从理论上讲，神经网络可能会消失，但在不断的反射式激活中却看不出这一点。这听起来似乎很令人沮丧，但是别担心，即使坏习惯无法消除，但有一件事也是可以做的：你可以重新编程。也就是说，到目前为止一直遵循触发刺激规律的旧习惯将被一种新的、更好的、更健康的习惯所取代，这种习惯会带来同样的或类似的回报。

怎么做到这一点呢？

要改变习惯，你要有钢铁般的意志力，用新的习惯取代你长期以来的旧习惯，直到神经网络被永久改变。换句话说，直到决定我们行为的记忆按照我们的意愿被塑造完成。

但问题是，大多数有坏习惯的人恰恰缺乏这种铁一般的自律，否则他们就不会有问题了。但好在还有其他解救办法，即所谓的催眠或自我催眠。当我们处于催眠状态时，会更容易确定导致坏习惯的诱发因素，并找到一种适当的替代行为，把它引向我们想要的结果，然而这并不总是那么简单。这套教你摆脱小恶习的办法你将会在第12章学到。

心理习惯也是有好有坏的

我要进一步阐述不良习惯的含义。许多有思维习惯的人可能完全没有外在可见的弱点，例如咬指甲、吸烟或不加控制地吃糖果，但思维习惯也会使他们的生活变得困难。有许多人因为父母在他们的教育上出了问题而不信任自己。他们总会这么想："哦，这个我做不了"或者"我才不会无聊地去试呢"。

这看起来好像并没什么问题，但在这种情况下也有后果。因为谁要是觉得自己什么都做不了，也就永远不会陷入失败的境地。为此，他获得了（欺骗性的）安全感。但是，这也不断证明了他的自我意识很弱，因为他永远不会有成就感。"我什么也做不了，我什么也不是"这一神经循环不断增强，成为一个自我实现的预言。

同样的情况也适用于恐惧，比如对飞行的恐惧。这种现象也是思维导致的。

乘坐飞机的人可能的确有过一次令人恐惧的飞行经历，但这种情况极少存在，大多数情况下的飞行恐惧都是完全不理性的。主观的安全感是导致这一情况的原因，当乘客屈服于恐惧，而不是所谓的不安全的飞机时，他们会选择自认为更安全的汽车出行。

不仅仅是这些情况。

那些不停地与自己的体重做斗争的人，也常常是自己不良心理习惯的受害者。但矛盾的是，他们越是努力与自己的不良心理习惯抗争，这些不良习惯就越能得到特别的支持。包括很多禁忌的减肥餐就是对减肥决定的攻击，这样的减肥餐反倒使不健康的饮食变得更加诱人。潜意识在不断地窃窃私语："要善待自己啊！"即便是在吃减肥餐期间能忍住不偷偷吃东西，但接下来到了节日盛宴的时候，就会忍不住大快朵颐，体重就会立马涨回来。减肥餐本身就是大吃大喝的诱发剂，因为比起我们的身体，我们在心理上更难以忍受饥饿。美味的大餐提供了心理上的安慰。我认识不少人，他们在吃了一段时间减肥餐后，沮丧地放弃了减肥的想法，但后来却突然神奇地将体重降到了他们预期的水平。他们是怎么做到的呢？你也能做到吗？请你关注本书的第二部分，到时我将专门详细地讨论这个问题。

你想什么，你就是什么；你想要什么，你就能做到什么

焦虑、体重问题、拖延症、压力易感、学习困难、注意力不集中、睡眠问题或在两性关系中似乎失去了激情，所有这些那些都与思维习惯有关。思维习惯也决定了你是更有可能把自己看作一只被吓到的老鼠，还是把自己看作一个勇敢的、有着坚定不移的自信、敢于挑战、庆祝成功的英雄。没有天生的"失败者"，也没有天生的"赢家"！

当然，不可否认，有些人在出生时条件就比其他人好。但是，即使是一个嘴里含着金汤匙来到这个世界上的人，也可能会认为自己是个失败者，并经历这一现实。一个来自贫困家庭的人只能充满自信，在自己的能力范围内创造一个好的职业生涯。在这个世界上的每一个地方，在每一个小村庄里，都有一些勇敢做事而不是被问题束缚的人。当然，也有很多不这样做的人。

这两个群体的不同之处在于他们的思维。思维习惯不是一次性的，而是经常性的。思维习惯塑造了信仰，信仰反过来塑造了我们的潜意识，而潜意识又塑造了我们的现实。

我的意思并不是说你只需要想一想你梦想中的房子，然后有

一天你就能得到它——就像畅销书《秘密》中暗示的那样。虽然
思维在实现愿望方面起着很大的作用，但事实是，如果没有采取
行动，就不可能得到梦想的房子。即使你坚信自己很快就会中彩
票，但真正能6个号全对，中一等奖的概率是0.0006436%。与
日常生活中的事情不同，你的想法对彩票数字不会有任何影响。
如果真有影响的话，就会有无数的彩票中奖者，那奖金也将少得
可怜，最终没有人会愿意再买彩票。这就陷入了一个恶性循环。

好消息是：不管你想达到什么目标，不管你想解决什么问
题，自我催眠都可以帮助你去改变你的思维习惯，改变你的记忆
和无意识的经验，让你顺利实现你的目标。这靠的不是宇宙能量
的帮助，而是你自己的力量。来吧！

合适的时机

你有没有一把旧的、不再使用的、厚一点的金属勺子？你可
以用它来举行一个仪式，让你意识到专注是如何自动地把你带到
适合改变的时刻的。

你只需要这把勺子以及一段不受打扰的时间。你的任务首先
是熟悉这把勺子。将其放在你的手中，沿着其形状滑动手指，用
手掌对其进行加热。不要着急。让你的感觉进入到勺子中去。想
象着分子是怎么在勺子内部振动的。你会知道，什么时候能够轻
松地把勺子折弯。如果你感觉到了这种折弯勺子的冲动，那就试
一下吧。你会吃惊地发现：你的手中正握着一个证据，这是你集
中的注意力和集中的力量做到的。

就像你弯折这把勺子一样，你也可以给你的整个人生带来一个新的转折。如果你把你的精力集中在你真正想要的东西上，然后尝试抓住合适的时机和机遇。

蝴蝶的预言

（解释前文）

七只蝴蝶代表了我们的七个脉轮。七个脉轮代表身体的特定区域，也代表我们存在的特定区域。你可以利用这个小小的可视化实验，但不用去相信脉轮学说。脉轮的概念为你的潜意识提供了一些图像，可以用它们来做一些事情。不同的颜色有不同的波长，不同的波长又有不同的效果。这是医学博士尼尔斯·芬森通过研究发现的，1903年他还因此获得了诺贝尔奖。从此这一点就不再有任何争议，而且在研究中也不断被证明。

沐浴在治愈之水中的两只蝴蝶的颜色，向你展示了两个生活领域或者你身体的两个物理区域，在这两个区域仍然存在一定的紧张的地方，接下来的一段时间里该对这两个区域多加关注：

红色代表脊柱尾部的根轮或底轮，它与安全、信任和生存有关。对今天的大多数人来说，这涉及他们的家、他们的钱和他们的职业。这些领域的紊乱表现为恐惧和不确定性。当根轮恢复平衡时，你会感到勇气、活力和自信。

橙色代表腹轮或骶轮。它位于腹部。传统意义上这个脉轮与食物和性相关联。该处脉轮的紊乱表现为沟通问题，难以倾听身体的需求，也包括上瘾和过度的行为，例如过度食用糖果。恢复平衡的骶轮表现为幸福感、信心和明智地处理各种资源的能力，包括自己的身体资源、经济资源以及家人和朋友等构成的社会网络资源。

黄色代表腹腔丛脉轮或称脐轮，它位于胸骨下方，代表权力、控制和自由的感觉。其紊乱表现为压力、焦虑和缺乏自信。当该脉轮恢复平衡的时候，你就会感到很舒服，你清楚你在哪里，你怎么样，清楚你想要什么。你将体会到极大的清晰感和强烈的自信心。

绿色代表心脉轮，它与人际关系和爱情有关联。它涉及我们的家庭，我们的伴侣和孩子，也涉及我们亲密的朋友。良好的心轮状态代表着对自己的生活、爱情以及平衡的掌控。

天蓝色是喉轮，它代表着表达自己想法和需要的能力，以及感知的能力。它与智慧、自信和健康息息相关。艺术表达也属于这一脉轮。平衡的喉轮表现为一种丰富和满意的感觉。

靛蓝色是眉心轮，又称"第三只眼"，它与精神、无意识和我们的内在本质有关，也与超感知觉有关。这是直觉和移情能力所在的地方。当我们在这一领域受到干扰时，我们的行为就像是被人远程控制的，我们的动机对我们来说处在黑暗中。眉心轮畅通的人是直观而又敏感的人。

紫色是顶轮，它代表着统一和分离的感觉。它和我们与生父的关系有关，决定了我们与权威的关系。根据脉轮理论，那些在生命中经历了与生父分离的人通常都会感到孤独、被排斥、很难与人正常交往。当你平衡了你的顶轮时，它会以感知的美丽、灵感和创造力来表达自己。

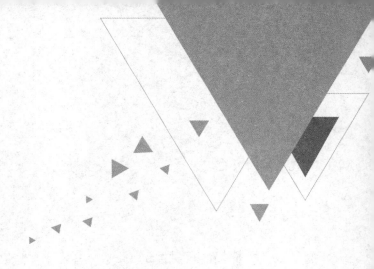

Chapter **05** >>>
潜意识：
为什么神话存在于集体意识中，你如何才能让暗示绕过意识进入潜意识中

　　相对于完全陌生的事实，人们更倾向于相信听过几百遍的谎话。

阿尔弗雷德·波尔加（奥地利小说家）

　　我们在我们周围的"世界"所经历的现实每时每刻都在被重塑。我们所做的每一件事，遇到的每一件事、每一个人，每一次谈话，每一个广告牌，每一个电视节目，等等，都会在我们的现实中留下印记，这些事情乍看起来是那么的微不足道。这些轨迹转瞬即逝。如果一句格言让我们只读一遍，一个看法让我们只听一次，某个人让我们只遇见一次，收音机里的一首歌让我们只听一遍，那它们很快就会淡出我们的记忆。

　　但重复出现的事情最终会进入我们的潜意识，尽管对我们来说，这一切乍看上去是微不足道的。我们会认为反复遇到的事情是重要的。在大众媒体出现之前，能够把与我们毫不相干的事情灌输给我们的，是那些我们频繁见到，对我们很重要的东西。它们就存在于我们周围的生活环境中。重复具有难以抗拒的暗示力量。

富含铁的菠菜的传说和催眠有什么关系

　　你小时候可能也经常被人劝说：要多吃菠菜啊，因为菠菜富含铁。含铁量比菠菜大的可能也就是真铁了，人们总是这么说。但事实上，菠菜根本没含多少铁。每100克菠菜的含铁量仅为2.6

毫克。与其他蔬菜相比，菠菜的铁含量相对较低，而且因为其内含草酸，我们的身体也极难吸收菠菜中的铁。

菠菜含铁量高的顽固传说源自19世纪90年代一位食品化学家的失误。他在记录的时候，不小心将数字中的逗号向右挪动了一位，使菠菜中的铁含量一下子增加了10倍。这个错误多年以来都未被发现，也没得到纠正。菠菜被看作补铁神菜了。

在美国，人们发明了漫画人物"大力水手"，他是一名水手，通过吃大量的菠菜成为肌肉发达的强者。漫画中一遍又一遍地传递"菠菜富含铁"的信息，直到大家都信以为真。全世界有数百万的孩子被鼓励多吃菠菜，但由于他们并不总是很喜欢吃，所以他们经常会把装有菠菜的餐盘扔到墙边或地上。

几十年来，我们知道菠菜是健康的，但并不是因为其含铁量高。也就是说，人们实际上是知道这一点的。但即使到了今天，许多人仍然坚信菠菜是一种富含铁的蔬菜。很简单，因为他们经常听到这样的信息："菠菜富含铁"。这一错误信息牢牢地扎根于他们的大脑中，即使他们在药房报纸或最近的食谱中好几次都读到过关于"菠菜含铁量高只是童话"的文章。

存储错误信息的神经网络是如此稳定，使得纠正的机会很小。例如，我们可以通过让卖菠菜的摊贩每天写一百次"菠菜含铁量低"，或在催眠状态下把"菠菜富含铁"用正确的信息"100g菠菜只含有2.6毫克的铁"来代替，从而改变这种状况。但显然没有人会这么做，因为这件事并不那么重要。即便少数人认为菠菜富含铁，但从长远来看，也没有人会因此受到不利的影响。最多也不过是一些盛着菠菜的儿童餐盘被丢在地板上。

童年的暗示伴随一生

  但是其他我们经常遇到的事情，后果会严重得多。例如，当你还是个孩子的时候，如果你数学学得不好，还被父母或老师不断地说"你以后最好不要做任何需要计算的事情"，那么你最终也会相信这一点。你甚至都不会再尝试改变了，毕竟这注定是要失败的。这可能会导致一种真正的数字恐惧症。这么做并不能让孩子在数学方面做得更好，相反，他们的数学会越学越差。从错误中吸取教训的机会被浪费了，不好的现状得到了巩固。于是，预言应验了，变成了一个咒语一样的东西："我是数学白痴。"孩子之前数学作业没做好，可能只是因为孩子前一天晚上没睡好。如果没有反复地通过"你是数学白痴"这句话暗示，孩子未来甚至可能会成为一名物理学家或土木工程师。

  在这种情况下，最好的办法就是有针对性地鼓励孩子。但这并不是说，要完全反其道而行之，不停地对孩子说"你是个数学天才"。这样做只会让孩子觉得自己被愚弄了。正确的做法是鼓励孩子去多练习，另外要注意：在这个过程中期望不能太高。对于孩子取得的小小的进步，要认可，要用"你能做到"这样的积极句子给孩子精神鼓励。可惜今天没有人愿意多花时间去把事情做好。我们生活在选秀的时代，在这个时代，一夜之间就能成为明星。但很多选秀明星又走不远，因为他们没能把他们的天赋变成真正的能力。事实上，即使没有与生俱来的天赋，比如数学方面的天赋，仍然可以做成很多事情。这需要坚持不懈地练习，平心静气，一步一个脚印地前进。

　　成年人遇到的很多问题都源于童年的经历。作为成年人，我们对自己的认识与我们小时候听到的内容有很大关系。如果你有自己的孩子，你应该好好考虑你会给你的孩子的成长道路带来什么样的暗示。

　　另外，从小经常受到父母表扬的人也可能会在他们自己教育孩子的时候遇到问题。在父母特别专横、苛刻的家庭中长大的孩子，当他们自己做了父母后，通常都不想让自己的孩子也经历同样的痛苦，他们在教育上会转向另一个极端。孩子随便做的一点点小事都能被他们夸上天。例如孩子的随手涂鸦都能被他们称为"杰作"。但是，如果仅仅靠着三分钟随手画出来的画就能获得世界艺术最高奖，如果没人告诉他：即便画的画不能获奖，也能带来很多乐趣啊，那么孩子就不会再愿意花30分钟，甚至3星期的时间去画一幅画了。另外，孩子到了一定的年龄就会意识到，这种表扬和他们的所作所为是不相称的，他们自己很清楚这件事情他们花了多少时间去做，做得怎么样。他们就会有一种感觉：无论他们做什么，父母其实都是无所谓的。或者更糟的是，他们会觉得：他们太无能了，父母已经不再相信他们了。最糟糕的可能是，他们觉得：父母已经不再爱他们了，因为父母似乎并不在乎他们在做什么。如果为了避免孩子受到打击，就不让他们去做那些需要费很大劲才能做好的事情，那么伤害会更严重，这相当于剥夺了孩子取得成功的所有可能与机会。

　　然而，消极的影响在教育中一直存在。几乎每个人在青少年时期都会听到一些愚蠢的说法，这些说法可能会让人终生都很敏感。我们在社会上、在媒体上经常见到的一些事情也会有同样严重的影响。例如，有证据表明，经常阅读女性杂志的女性会不自觉地与杂志上的模特进行比较，这些模特或多或少都是同一种类型：个子很高、身材苗条、青春靓丽。几乎只有这样的模特才会被展示出来，这其实也是一种持续不断的破坏。这种现象背后隐藏的信息是一种基本的暗示，即：只有这样的女性才是美的（其他的类型都称不上美，否则我们就把她们也展示出来了）。于是这些读者在看了这些杂志后就会觉得自己比以前更糟糕。虽然大多数人都清楚，这些模特最初也是由专业人士塑造出来的，而且这些杂志上的照片在后期也都经过美化处理，但这些理智的认识却又挡不住这些图片的影响力。因为这些都是由广告心理学家针对女性的心态设计的，与她们的潜意识相吻合。我们看到的东西就会被认为是真的。德国美因茨大学的一项研究发现，经常阅读女性杂志和健身杂志的人更容易患上厌食症和暴食症。这是这类杂志所造成的相当严重的后果。

可以说，到处都可能潜伏着消极的自我暗示，它们是如此普遍，以至于我们都注意不到。例如：我太胖了，我太瘦了，我太蠢了，没人喜欢我，我做什么都没恒心，我的身体不协调，我不会泊车，我没有吸引力，这我永远也做不到，我太老了，我太笨手笨脚了，等等。这个表还可以继续往下列。

几乎没有人能免受这样的自我指责。你可能也会有这样的想法，特别是当你状态不好的时候，这种想法就会跳出来。然后，这些消极的想法就会在你的大脑中不停地盘旋，进行破坏性的工作。是时候结束这一切了！是时候在你的内心深处种下一些对你有好处的暗示了。

成功自我催眠的第一步：保持头脑冷静

但是，这一点说起来容易做起来难。如果从孩提时代起，你的内心就对自己进行责骂，这就会成为一个训练出来的顽固的坏习惯。如果我们现在不断地对自己说：

"我是灵活的"，或者说"这我能做到"，就像进行心理暗示一样，让潜意识轻松地"消化"它们。我们会发现，自己很难接受这种新的"事实"。想想菠菜富含铁的那个例子，你会发现，消极的思维习惯很容易养成。可以说，大脑中的神经路径就像是发达的高速公路，可以自动控制。所以，我将向你展示不同的方法，以防止你的想法自动沿着以前的老路走。为了有效地做到这一点，你首先必须学着什么都不要想。有一些神奇的小方法可以帮你，它们本身也是有好处的。当你初次体验大脑中的平静放松时，就像是在度过一个远离日常生活压力的小假期。虽然神经网络仍然存在，但暂时不会用到它们，它们可以休息一会儿。

我思故我在，是这样吗？

也许你也属于不愿意停止思考的人。尤其是所谓的脑力劳动者，例如科学家、作家、艺术家、规划师或律师，认为他们的思维造就了他们。说到这里，很多人都会想到笛卡儿那句著名的话：我思故我在。

但是，这句名言在日常生活中适用吗？

德国《时代周报》一直都设有一个专栏，名叫《是这样吗？》，内容是通过实验检验日常生活中那些"神话"的真实性。我也想按照这一模式，在我的自我催眠研讨会上做个小实验：

> 我让参与者们在5分钟的时间里说出他们脑海中的每一个想法，是的，所有的想法，不能遗漏。然后就会出现这样的想法："哦，外面看起来灰蒙蒙的"、"我的脚趾头很痒，但我又不能隔着鞋去挠。靠！"或"我慢慢觉得饿了"。

在这次实验中，真正实质性的想法几乎从来没有出现过。当然，这并不意味着我们没有能力这样做，事实恰恰相反。但是，指导我们行动的想法通常需要集中注意力。在实验中至少90%的时间里我们想的都是一些我们很快就能忘掉的东西。都是完全琐碎的事情，比如对天气的想法，或者毛衣上的一根绒毛，对目前无法改变的事情的担忧和思考，对同事、家庭成员、邻居和老板的不满，对他人的猜测或评价，明天的购物清单，关于身体感觉的想法，如疲劳、出汗或觉得冷，等等。这些都只是日常思维的流动。这些想法中的大多数都像秋天的树叶一样，从敞开的窗户吹进来，吹进我们的大脑。但是，我们不是直接忽略掉或者清理掉这些飘进来的"树叶"再去关注更重要的事情，而是把它们一个一个抓住，让我们的注意力集中在它们上面。

这个实验很快就让参与者意识到，也许让大脑从各种杂事中休息一下是一件好事。大脑中的想法越是分散、不连贯，我们就越感到不安。相反，只有我们把主动权掌握在自己手里，将来只让我们自己决定的想法进入我们的大脑，才是值得的。让流动的思维停下来，是实现这一目标的一个重要先决条件。

如果你可以保持头脑冷静，那么新的积极的暗示就可能会迅速在你的潜意识中生根发芽，并迅速覆盖旧的负面想法。想象一下，你正处在一个嘈杂的车站大厅里，广播通知不停地响起，火车进进出出，旅客们拉着行李箱发出嘞嘞的声音，外面传来出租车鸣笛和公交车开过的声音，还有许多其他的噪音弥漫在空中。这时候车站另一端的某人正在对你说话，无论你多么努力去听，恐怕都不可能听清那个人在说什么。你大脑中不停流过的想法，不论是消极的自我指责，还是关于下一次购物、晚餐、工作、交通或天气变化的日常想法，就像那吵闹的车站大厅。它们淹没了所有其他的东西。那个想对你说些什么的人可能是想赞美你或是给你一个积极的建议。但是因为你的头脑里一片噪声，你没法听到它们。所以，要想办法保持冷静。

任何催眠，包括自我催眠，最重要的第一步就是放松。首先要大脑放松，然后身体才会跟着自动放松。也许你以前看过我的或其他催眠师的节目。你可能会想，为什么催眠师经常会让被他请上台去配合表演的观众闭上眼睛，集中精力在呼吸上呢？这听起来很老套，从某种程度上说，也的确老套。但同时这也产生了极大的影响。当我们闭上眼睛时，只要我们不用带有压力的思维去阻止它，我们的脑电波就会自动地从 β 波的活动状态切换到放松的 α 波状态。但可以通过将注意力集中在呼吸上来消除带有压力的思维。有意识地跟随着呼吸的人就不再会担心怯场，也不会再担心他的车是否停在了禁停的地方。一个专注于呼吸的

人会只想着自己的呼吸，别的什么都不想。但如果他在想别的事
情，那他就没集中精力在呼吸上。就这么简单。你也试试看。闭
上双眼。

呼吸循环

深呼吸放松，

吸气、呼气，

重复，吸气、呼气，

想象着——

你的鼻子吸入了一股积极的能量，

这股积极的能量流到你身体的正面，

在你身体的正面向下流动，

充满你的胸腔，

你的手臂，

你的肚子，

你的腿，

直到你的脚尖上，

都充满了积极的能量，

呼气，

这股积极的能量从你身体背面向上升，

从脚后跟到小腿，

到大腿，

到臀部，

经过你的背部，

往上，

直到充满你的头部，

现在再吸一口气，

重复刚才的过程，

……

　　在这个过程中，你能想到消极的事情吗？除了想着你的呼吸是如何通畅，你还在想其他什么事情吗？即便你只花一分钟的时间来做这种最简单形式的冥想，对，这里说的就是冥想，你也会发现，你的内心已经变得平静，肌肉也变得松弛。你可以凭自己的兴致，在有空的时候对这个练习随意扩展，例如将呼吸传递到身体的各个部位。这样你就创建了一个放松舒适的内部空间，只要你想，你也可以把一些新的暗示引入其中。冥想非常接近自我催眠。两者的区别在于，自我催眠的时候会使用暗示。冥想的目的是清空自己的大脑。在催眠中可以利用这一状态，将注意力转移到生活中期待的变化上。那些做过冥想的人，会发现它们其实有很多相似之处，就能很容易地为自我催眠奠定良好的基础。

如何避开"意识"这个难缠的门卫

　　但是，很少有人能坚持这样的呼吸冥想两分钟以上。我们已经不再习惯静止不动。过不了多久，平静就会被打破。只有一种办法，就是不断地尝试。该训练还具有另一种效果，它对于接下来在催眠状态下能否成功植入暗示非常重要。

　　我之前已经提到过，相信暗示是多么重要，也就是说，要相信暗示中声称的内容真的会发生。当我们在进行像呼吸循环这样的简单练习时，会发现一个令人激动的情况：仅仅这样一个简单练习就可以增强我们的信念。这可以为以后的暗示奠定基础。这个练习不是让我们更相信上帝或其他伟大的人物，而是相信我们自己。这样我们才能相信将要植入的暗示。这种信念决定着催眠最终能否成功。

　　整个过程是这样的：

　　众所周知，身体吸气和呼气是一个自动和完全正常的身体活动。现在，我们有意识、有批判性的头脑，想看看催眠这种新事物。如果我们从未经历过催眠，那么大脑就更加怀疑。我们的意识会问："嗯，这是什么？这不是神秘一点的胡思乱想吗？"首先，这是一件好事，我们的意识在防止我们做一些傻事。这是一种非常自然和健康的保护机制。

　　要想使催眠成功，我们首先必须说服我们的批判意识，让它相信，我们正在做的事情是有意义的，不是浪费时间。如果我们不能做到这一点，那么我们的意识将尽全力来阻止催眠，因为它想保持控制力。

　　所以让我们再来看看刚才在呼吸循环练习中所说的内容。

　　我们说：我呼吸，我感受到积极的能量，它充满了我们的胸腔。但其实呼吸一直都是积极的能量，如果不呼吸，我们就会死。氧气也总是先流入我们的胸腔，因为我们的肺在那儿。肺吸收的氧气进入我们的血液，充满全身一直到脚尖。然后血液通过静脉回流。这就是我们在呼吸循环中所描述的内容。虽然我们的措辞比生物书上写的要有诗意，但毫无疑问，我们描述的是一个真实进行的过程。

我们的意识就在那儿，有批判性地审视着这整个过程，看看能不能找到什么不可信的东西。但是，对于"我呼吸，我感受到积极的能量"它也没什么可说的，这就是事实。于是意识就确定了："这些说的都没错。这个催眠的故事看起来很靠谱。"当你下一次再做催眠练习时，你的意识一开始可能还会再次核实一遍，看这一切是否靠谱。当意识再一次确认所说的都是真的时，它对催眠的善意就会增加。你练习的次数越多，意识的批判性就会越弱，它就越不会通过反击来阻碍你的催眠成功。

这也是重复的力量在发挥作用。

你可能还记得第2章的暗示练习，在那里你想象出了温暖的手。当时你还使用了一个额外的技巧，就是当你在想或说"越来越热，越来越热"的时候，你的确把你的手放在了一个热源上。这样，潜意识就立刻知道它在暗示中该做些什么。但批判性意识也学到了一些东西：当你说"越来越热"时，你的手真的变热了。所以，你所说的话确实发生了，这件事在未来是可以信任的。

一旦意识认为催眠是一件好事，它就会向潜意识发出带有"可信，允许进入！"的正式印章的通行证，然后它就不再那么仔细地检查了。一旦我们通过最简单的练习和暗示让意识确信催眠是一种值得信赖的技术，我们就可以设置越来越大胆的暗示，并让它们迅速进入潜意识。

你可以把意识想象成一个特别尽职尽责的俱乐部门卫。他会对访客极其严格地进行审查，只要不符合入场标准，就休想入内。但是，一旦你成了常客，即便是你当前的着装与俱乐部的着装要求不符，你也会被放行。靠着让人相信自己是一个靠谱、不会制造麻烦的客人，赢得了自由。甚至将来还可以带一些原本不被允许进入的朋友进来，因为他们已经成了贵宾。

这就是为什么催眠几乎总是从专注于呼吸和其他自动运行的过程开始。假设你有睡眠障碍，那么如果以一个不切实际的，例如"躺下后过不了两秒钟我就会睡着"的方式来暗示你，那么你的意识就肯定会抗议："别耍我了，这是胡扯！从来都没能这样过，现在怎么可能呢？"但是，一旦你让意识明白，自己的所作所为是绝对正确的，那么这样的暗示将会被完全接受，而且效果更好。先记住这一点。当我们开始处理暗示时，这一点会非常重要。

你在做像呼吸循环这样的小练习时，不需要什么辅助设备，也不需要特别的场所，这一点很好。而且也不一定非要在安静的地方进行，虽然安静的环境有好处，也能改善效果。这样你就可以在任何地方做这个练习。如果在做这个练习的时候不想闭上眼睛，那你甚至也可以在工作的地方或者在大学的教室里做。每当你感觉自己什么都做不了，或者感觉你的思维太过于活跃，影响了睡眠，例如在半夜3点还在为某事操心，那就做一做这个呼吸循环练习，把注意力集中在呼吸上。反正你总是在呼吸的，就让它帮帮你吧。

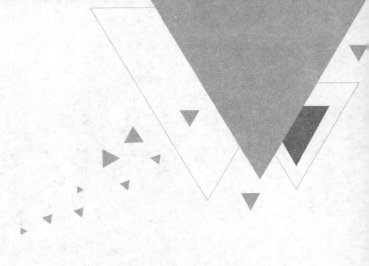

Chapter **06** >>>
接着，我要离开了：
怎么用眼睛、声音和有趣的肢体动作让思维停下
来，把幸福请过去呢

任何令人着迷，牢牢抓住或吸引人的注意力的东西都可以
被称为催眠。

米尔顿·艾瑞克森/欧内斯特·劳伦斯·罗西

（美国心理治疗师）

当你读到"催眠"一词时，你首先可能会想到的就是一个神秘的黑衣人，他要求催眠对象直直地盯着他的眼睛。或者你会在心里看到一个人，他晃动着一个钟摆，让催眠对象的眼睛紧跟着他的钟摆。

这两者都是定型的观念。但是，即使是作为定势思维，它们中也包含着真理。

事实上，这些在准备催眠的时候都是行之有效的方法。这有几个实际原因。一方面，这两种情况下的专注效果与之前的呼吸循环练习专注效果相同。在这两种情况下，注意力不是放在呼吸上，而是放在眼睛的运动上。另一方面还有一个非常有趣的效果：眼睛运动与我们的心理运动紧密相关。

带着思维盯着看

尝试一下这么做：盯着你对面的墙上的一个固定的点，如果你坐在外面的花园里，那就找一个不会突然移动的点，但不要选邻居家的猫，这个不合适。盯一段时间。盯着的时候，不要做其他事情。接着请试着想点别的事。没错，在试着跟随你思维流动的同时，继续有意识地盯着那个固定的点。

怎么样？你注意到了吗？是的，没有思维的流动！你的思维流停下了，它随着目光定住了。同样的事情还发生在第1章那个手指不断变长的练习中。如果你把注意力集中在你的手指上，把你的目光也放在上面，其他的一切都会停下来。

这一效应已经广为人知了几千年。在佛教中，人们用所谓的曼陀罗来让思维停止流动。曼陀罗是极其美丽的，图像有序地围绕着一个中心点排列。通常这些图像都是抽象的图案，但它们也展示了佛教诸神的题材。最初，曼陀罗象征着宗教联系，但在佛教中被用来辅助冥想。只要站在曼陀罗的对面，保持舒适的站立姿势，盯着曼陀罗的中心，即便是周围有噪声和纷扰，也能让你迅速有效地进入冥想状态。曼陀罗和墙上固定点的效果是一样的，只是它看起来更漂亮。更重要的是，你越是频繁地使用曼陀罗来放松自己，它就越能更好更快地起作用。因为潜意识知道曼陀罗是和放松有关联的，只要眼睛一盯着它，潜意识就会迅速建立冥想的状态。

别担心！

佛教徒在冻结思维这方面有更多的经验。例如，他们会利用哼唱冥想。不是哼唱一首歌，而是用一种音调单调地哼唱。但是，这种哼唱大多与某些多少有点复杂的仪式有关。不需要费什么事，它就能产生放松的效果。你也可以简单测试一下。找一种适合你音区的舒适音调，建议选择相对低一点的调子，效果更好，因为低音调更开放，更有共鸣。哼唱一下这个调子。你可以慢慢地往高一点或低一点稍微调整一下，直到你觉得舒服就可以了。

　　经典的冥想哼唱调是"OM"，这个调在印度被赋予了特别的力量。甚至还有一种所谓的"OM疗法"，据说，这种疗法可以把人的身体置于有益于健康的振动中。事实上，"OM"对大脑的松弛作用显然比"嘶"要好得多。在印度的一项研究中，人们发现，"OM"的哼唱声会刺激迷走神经，它会和交感神经一起构成植物神经系统。迷走神经是昼夜交感神经的夜间拮抗剂，它能舒缓血压、心跳和呼吸。可通过有意识地激活血管神经来治疗抑郁症和癫痫。通过刺激这个神经，整个大脑可以明显地进入一种安静的休息状态。这就是在用"OM"调哼唱时发生的事情。可以说，冻结思维在物理层面上得到了广泛的支持。

　　但我还没有完全列出哼唱的积极影响。哼唱还能使大脑区域的活动同步，从而提高创造力和注意力。瑞典的一项医学研究发现，通过哼唱可以打开鼻窦，使空气流动得更好，这对于经常感冒的人来说，肯定是个不错的消息。哼唱不仅有助于缓解鼻子堵塞和鼻窦堵塞造成的不适压力，还会产生一氧化氮。大剂量的一氧化氮虽然毒性很大，但在身体本身产生的小剂量，却有很大的疗效，它能抑制过度的炎症。因此，每天哼唱不仅能治疗鼻窦炎，而且能起到预防炎症的效果。

　　所以，经常像念经似的哼唱有很好的效果。为了增强放松的效果，在你的潜意识中加入画面，你还可以把哼唱与可视化结合起来。想象一下，如果你对着一个碗哼唱，那么碗就会因为充满你的哼唱而震动起来。

你不想想的，就不用去想

最近我读了一本美国心理治疗师兼作家韦恩·戴尔的书，他在书中说，当他遇到不愿想的事情或者困扰的时候，他会使用一个策略。他把他的思维看作一个爱管闲事的人，对它说："请继续！"我觉得这真是一个天才才能想出来的策略。思维会像一个推销无用东西的销售员一样被赶走。当你用看图软件看数码照片的时候，对于你不想看的照片，用鼠标点击一下，就可以跳过去，你就可以专注地去找去看你真正想看的照片。对于你不想看的照片，你可以点下鼠标，说"继续"，照片会立即服从，马上溜走。思维也是如此。

对我自己而言，一个小练习就有很好的效果。可以把有意识的呼吸、重复的力量以及你在本书第2章了解的那个有意识的微笑练习综合起来运用。

彻底改变思维

当我意识到消极的想法已经悄悄出现时，我会联想到一个巨大的红色停车标志。

我在心里至少重复说三次"删除"。

我专注于我的呼吸。

我要给消极的想法一个积极的转变。

请注意：不要简单地把"这个我不会做，那个我不会做"换

成"这个我能做，那个我能做"。这么说可能你自己都不会相信。你要让自己意识到，每一个目标的实现，都需要一小步一小步地积累。

这意味着，如果消极想法是："我永远跑不下来马拉松，因为我跑不了6公里就崩溃了"，那你最好这么想："我要试一下。每周我都要比上周跑得更远一点！"这样，如果你过一段时间后能跑下来马拉松，那就再好不过了。如果还是跑不下来，你至少也尽力试过了，不会自责。不要说"我真的不想感冒"而应该说"感冒会好的"；不要说"我睡不着"而应该说"我的身体需要睡眠，它会把睡眠接过去的"。这样，你就把入睡的责任交给了你的身体，你就不用费神地去想办法了，很可能你马上就会睡着了。

> 含有积极转变的话，我在心里至少要说上20遍。
> 然后我再专注于我的呼吸。
> 我保持微笑，至少保持半分钟，最好能保持两分钟。

通过专注于呼吸让自己放松，通过微笑让自己自动进入好的情绪，这样不仅可以让自己更放松，而且可以让潜意识打开门，迎接新的、积极的信息。

越是复杂，放松效果越好

如果你从事体育运动，那么你应该熟悉这种现象：在开始运动之前，周围的一切都显得黯淡，所以你都不愿意离开沙发站起来，但事后你会发现，也没什么大不了的。即使是坏心情也能通过体育运动驱散，身体运动会让人平心静气。

也有一些例外。如果你经常思想开小差，那你在慢跑时可能也会继续东想西想，单调的小跑几乎不需要精神的专注，思维流可以畅通无阻。大多数的耐力运动都是这样。当然，深呼吸以及通过运动让肌肉组织热起来都会让人更放松。但如果跑的距离太短，那么你就可能无法享受跑步者的那种兴奋，在这种兴奋状态下才能驱散最后的胡思乱想。

从放松的角度来说，我更推荐大家做一些远东地区的运动，例如气功，还有以气功为基础的太极拳，虽然太极拳最初是用于格斗的。这些运动之所以有名，是因为它们可以令人静心，令人集中注意力。缓慢进行的运动序列有时候会非常复杂，需要高度专注。绝大部分的格斗运动，例如柔道、空手道以及合气道都是如此。

所有这些运动不仅可以使肌肉变得温暖而松弛，还能让大脑平静下来。这些运动只关注运动的序列，它们的秘密就在于运动序列的复杂性。正是这种复杂性可以使运动员在练习的时候处于冥想状态。

但请放心，如果你不喜欢运动，或者不喜欢这些远东的武术类型，还有其他方法可以使我们的精神平静下来。在我的自我催眠课上，我使用了一种方法，能让每个人都真正进入流畅的运动冥想状态，而且这个方法即学即用，无需多年的训练。

心流：入门练习

用大头笔在一张空白纸上把字母表写下来，每个字母都大写，且相互保持一点距离，不要靠得太近。确保即便在一两米外你也能看清。

在每一个字母的后面，随机地写一个小写的"l"（表示"左"）或者一个小写的"r"（表示"右"）。然后，在"l"和"r"的后面，随机写一个大写的"A"（表示抬起胳膊）或一个大写的"B"（表示抬起腿）。这样，如果字母表的第一个位置是AlB，那么就代表着"抬起左腿"；如果字母表最后一个位置是ZrA，那么就代表着"抬起右胳膊"。

把准备好的纸贴到对面墙上和眼睛等高的位置，或者贴到椅子的靠背上。

然后大声读出每一个字母，同时根据字母后面所标注的信息，做出相应的动作。从A做到Z，做完一遍后，从头再来一遍，再来一遍。

接着，再把刚才的设计复杂化一点，加入交叉动作。例如把原来的AlB（A；抬左腿）变成AlBrA（A；抬左腿及右胳膊），把原来的ZrA（Z；抬右胳膊）变成ZrAlB（Z；抬右胳膊左腿）。

按照改变后的设计内容，再做几遍这个练习。

你注意到了吗？你好像关闭了大脑。当身体进入运动状态时，我们的思维也会随之运动。当然，要让这一切顺利进行还需要一段时间，但没过几分钟，你就会发现运动起来容易多了，最终会达到身心合一。同时，即使是最微小的想法也无法进入我们

的大脑。这是恍惚状态。匈牙利籍心理学家米哈里·契克森米哈
将其称为"心流"，米哈里认为心流是幸福的源泉。所以，只有
当我们把注意力完全集中在一件事上时，我们才能幸福。这也让
我们想到催眠术的创始人詹姆斯·布莱德的"一元论"，即要把
注意力只集中在一个想法上。

换句话说，如果只注重目标而不注重过程，没有把精力专注
于做的过程，那就不但会有注意力的问题，而且生活也不会幸
福。心流、恍惚、冥想，无所谓怎么称呼它。虽然方法不同，但
结果是一样的，都是一个预催眠的过程，一个能带来幸福的过
程。可以就这样，简单纯粹地享受这种状态，也可以在这个过程
中引入暗示或者可视化，也就是图像式暗示。在心流中，我们会
特别容易受到影响，进入我们的潜意识的大门是敞开着的，我们
会认为，凡是我们想象的东西，都是真实的。

大脑中的银幕

在心理上进行"注视"的一个办法就是把思维固定到一个词
上。这就是所谓的咒语。不管是睁着眼睛，还是闭着眼睛，都可
以脱口而出。原则上，咒语可以是任何词，甚至是你自己发明出
来的毫无意义的词。但是，如果你在让思维停下来的同时，还想
制造一种令人愉快的附加效果的话，我推荐使用一些强烈的情感
词，额外增加一个想要的暗示。你也可以简单地使用你自己的心
灵咒语。什么是心灵咒语，如何找到自己的心灵咒语，我将在本
小结结尾详细说明。

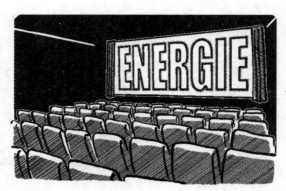

Solano

　　如果你想加深放松感，那么可以选"安静"或"平静"这样的词。如果你想消除自己的疲倦，还可以想想"能量"或"力量"之类的词。如果你想选一个总体上积极的词，则可以考虑"爱"或"幸福"。

　　想象着：这个词被投在大银幕上，每一个字都在发挥着它的效果。然后，你会感到在身体和精神里，某些东西正在发生变化，变得越来越亮，越来越清晰。

　　你还可以利用色彩的力量来丰富这个练习。想象一下，这个词正以你最喜欢的颜色发着光。但是请注意，不同的颜色对我们的心理也有不同的影响，这是科学证明了的。看着一块粉色的东西，我们就会变得温柔和平静，但同时也会失去力量。一些监狱会使用粉色的元素来安抚有攻击性的囚犯。如果你还有别的事情做，不想马上就去睡觉休息的话，就不建议你选择粉色，让你的咒语发着粉色的光。蓝色看起来特别真实，给人力量。红色是最具刺激性的颜色，能诱发攻击性，影响入睡。橙色和像太阳的黄色会激发好心情和食欲。紫色会抑制食欲，刺激兴奋。绿色可使眼睛休息，激发创造力。

当然，你也可以不用词而只用颜色，如果你觉得这样更好的话。在这种情况下，你可以想象一下，你所选的颜色填满了整个银幕，你也可以直接试试看。但是可能会出现这样的情况：仅靠颜色是不足以使你的心灵坚守，让你的思维停止的。如果真的发生这样的情况，那建议你还是再加上一个词，或者做一做本章其他的练习。

心灵咒语

闭上眼睛，很快，一个词会出现在你的脑海中。这个词就是你自己的心灵咒语。例如，我的咒语是"鹰"，我妻子的咒语是"树"。每当你重复此咒语时，它都会发展出治愈力，为你带来力量和活力。它可以驱使你，可以使你平静下来，可以给你耐力，无论你想要什么，它都可以做到，因为它是你的咒语。你会随身带着它，只要你需要，它就会出现。

在每一个动作中，方向都比速度更重要！

亨利·米勒（美国小说家）

要"像孩子学走路"，还要"参与其中"

在我的研讨会上，总是有人带着这样的目的——想通过这个课学到一些技巧，以便能轻松快捷地实现他们的目标。这是一种误解。自我催眠的确可以帮助人迅速实现目标，它可以让人获得更多的自信，让人摆脱恐惧、减少压力、高效学习、实现更多、睡眠更好、获得更多的生活乐趣等等。的确，使用催眠和自我催眠的办法，明显比用其他办法效果更快更好。

　　然而，自我催眠并不是一种魔术，可以在瞬间把一个胆小鬼变成一个自信满满的强者，或者在几秒钟内把一个总是失眠的人变成毫无睡眠障碍的人。把手放到他们的头顶，嘴里念着"变变变"，他们的问题和烦恼都嗖的一下消失掉，这点我做不到。我要是能做到这一点的话，我就不是催眠教练，而是神汉了。自我催眠不可能立马就解决所有的问题，因为这是一个学习过程。学习总是需要时间的，永远如此。这不可能仅仅因为我们的不耐烦而改变。

　　所以，如果你真的想改变生活中的某些事情，那就不要回避，而是要积极地处理，要学着尝试解决问题。在这个过程中，你应该一直这么问：这个怎么样啊？不能说："天哪，这也太麻烦了，我可没兴趣！"应该这么想："我迈出的每一步都很有趣！每一步都意味着学习，我会慢慢来，慢慢进步的。"

　　你在这一章中所尝试的所有练习都具有催眠效果。接下来你可以把个人的暗示加入进去，来帮助你完成任务。你可能会问：为什么我们要在没有加入内容，即加入暗示的情况下做练习呢？因为我们必须得让我们的潜意识先习惯我们和它的交流，而且我们首先也得听听潜意识怎么说。但很多人可能会认为，这是荒谬的。例如：有多少次，当你的潜意识已经向你发出了信号，说该睡觉了，你的身体已经很疲惫了，但你的意识却忽略了这一点，因为它想看完那部惊险刺激的电影。又有多少次，你把警告你要注意提防某些人、某些商店、某些行为的不好的直觉抛在脑后，但后来才发现，你是该好好听潜意识告诉你的这些的。当我们忽略了潜意识的提醒，它就会记住，然后躲藏起来，不再提醒。

要想让它重新出现并与之合作，时间是一个重要的因素，同时你还需要一个对于现在的很多人而言可能有点过时的东西：耐心。很多事情都不是第一次尝试就能成功的，你可以想象一下孩子学走路的情形。当看到一个孩子第一次自己站起来的时候，我们都会很高兴，孩子也充满了热情，迈出了人生中的第一步，然后扑通一声，摔倒在地。这时候，作为成年人，我们怎么做呢？没错，我们会说："来，我扶你起来，你能行的！再走一步，来，再走一步。"孩子在我们面前晃晃悠悠，又一次摔倒在地。我们会再说："来，站起来！"每一次，当孩子晃晃悠悠朝着我们走来的时候，我们都会有新的欢喜。因为我们知道：虽然看起来很费劲，但只要坚持这样做，要不了多长时间，孩子就会走路了。

没有哪一个成年人会对第一次站起来，走了第一步后又坐回到地上的孩子说："哎呀，你最好这么坐着，反正你也是学不会走路的。你看，走路太危险了，你要走到路上的话，会被撞到的。就这样，坐着别动。不不，最好躺下来，这样你就能舒服了。"我们当然不会对一个孩子说这种话！那么，想想你有时是怎么对自己说的。我们成年人往往有对自己不耐烦的倾向。如果某些事情无法立即做成功，那么我们的心里就好像会有一个恶意的声音说："最好坐着别动，反正你也做不好的。你连试都不用试。"请不要掉入这个陷阱。无论你学什么，无论在生活中做什么，都要像对学走路的孩子那样对自己说话。

记住这句话：这就像孩子学走路！你将因此而得到回报，获得令人兴奋的新体验以及最终的新技能。

你花在本书练习上的时间是不会白费的。这些练习会让你感到兴奋的。它们会直接产生一种幸福感，并使我们的潜意识做好催眠的准备。这才是最重要的。它们是通往更遥远目标的必要步骤，其中每一步都是很棒的体验。每一项仪式或每一个练习都会对你的身心产生即时效应。还能让你更好地了解自己，如果你愿意，你可以查看自己的内心世界。如果你想充分利用好这本书，那就好好参与其中吧！

通过测试看看哪些可视化图景适合你，让你的思维转动停下来用什么练习效果最好。不要只是读那些章节的内容。你要积极参与到这本书中来。看看你的想象力能做什么。什么都尽可能试一试。如果你时间不多，就想办法去利用交通堵塞中等待的时刻，乘坐地铁的时刻，早上醒来后的时刻。找出最适合你的方法，每天都做你最喜欢的练习。对自己要耐心一点。很快你就可以随意地停止你的思维了，那时候再进行暗示就方便了。

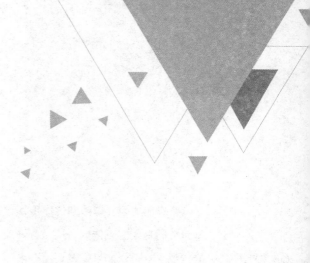

Chapter **07** >>>
暗示的迷人世界：
从潜意识中的偷渡者到帮助实现愿望的天使

重复去做一件事！重复的效果可能是难以置信的。

沃尔夫冈·拉特克（德国教育家）

要想成功地发挥暗示的作用，首先不但要了解，而且要实际体验它们是如何工作的，这是有好处的。我再给你提供一个小测试。想象一下，如果你邀请了客人到家里做客，想给客人做意大利菜。但当你切菜的时候，突然想起来你的橄榄油用完了，而这又是最重要的配料。所以你急忙到附近的超市购买。到了超市你发现，货架上没有你之前买的那个品牌，但有三种你不熟悉的品牌，它们价格相同。你很着急，必须马上做出决定。可供选择的三个商标为：

Bibana Mia

Olio Di Solano

Galoni

你会立刻选择哪个牌子的橄榄油？记住你的回答，我们马上就会来解释这个问题。

首先我想听听你在读到"暗示"这个词时有什么想法。如果你能想到"操纵"或者"外部施加的影响"，那你就非常接近这个词的起源了。"暗示"这个词来自拉丁语，本意是"强加于"。事实上，在我们的日常生活中有很多情况都属于暗示。特

别是当我们受广告刺激去购物的时候。广告上充满了文字和图
片。广告设计者利用我们的梦想，把它们转化成理想海滩、家庭
和人际关系的极其美好的画面。不管我们喜不喜欢，这些图片本
身就会激起我们强烈的情感。这些图片与产品相关联，我们的愿
望被转移到产品上。以上论述可归结为一句话，这就是：广告的
心理学，它起作用了。

未知的入侵

我们只需要经常看到广告牌或广告位，重复的力量以及精美
图像的力量就会发挥出其微妙的效果。即使我们在商业广告时段
并没有认真去看，仔细去听，而是在翻阅杂志或者和家人聊天，
为了方便起见，我们还是以橄榄油为例。假设电视上播放了一则
某种橄榄油的广告。你的潜意识就会像海绵一样，吸收相应的内
容，创建短暂的记忆痕迹。在下一次节目插播广告时，这个广告
又出现了。记忆痕迹加深了。几天后，我们经过一块广告牌，上
面还是橄榄油的广告，显示着一份看起来很美味的沙拉，旁边放
着橄榄油的瓶子。哪怕我们只是瞥了一眼广告牌，心里完全想着
其他的事情，我们的记忆痕迹也仍在继续加深。

我们没有注意到这个我们到现在还完全不熟悉的橄榄油牌子
对我们的秘密入侵。但是如果有一天，当我们需要购买橄榄油的
时候，结果就很明显了：货架上有几个品牌的橄榄油，我们都从
来没有买过。但是其中的一种恰好是我们从广告中知道的名字。
那么我们就极有可能选择这个牌子。仅仅是一个熟悉的名字就表

明了质量，但并不是说，这个牌子的橄榄油就是其中最好的。

现在让我们回到刚才的那个小测试，你刚刚匆忙间购买的橄榄油很有可能就是第二个选项，对吗？

我怎么知道？很简单，当你读这本书的时候，你会一次又一次地遇到"Solano"这个名字。在插图下，这就是一个暗示！不知不觉中，你获得了一个记忆痕迹。那么当你必须迅速做出一个选择时，你的潜意识会选择它最熟悉的那个名字。

还有比电视或印刷广告更微妙的方法，通过这些方法，我们总是会被说服购买某些商品，例如售货员在介绍产品时的说话策略、商场或超市广播、有针对性的位置摆放、精巧的灯光设计、个人公众号或微博中提到的商品名称。我们往往不是自己决定把钱花在什么地方，在某种程度上我们算是被操控的。①

让我们回到最初的问题。当你想到"暗示"这个词时，你可能会想到英语或法语中的"暗示"这个词。在这两种语言中，"暗示"一词的意思都是"建议"。我在催眠研讨会上所使用的暗示，以及在舞台上进行的催眠表演所使用的"暗示"，其实都是"建议"。提出建议的人也会提供一些东西，提出的建议对方可能接受，也可能拒绝。建议不是强制，是否愿意接受是自愿的。

这一点对我来说非常重要。

①如果你想知道你在超市购物时或在购买衣服时是如何被操纵的，想知道该如何保护自己不受外界操纵，那么我推荐你阅读我的另一本书：《你会按我想的做》。在这本书中，除了其他内容外，你会读到一个实验，在这个实验中，我自己准备了一家超市，以鼓励实验对象购买特定的产品。

　　在由他人催眠的状态下，暗示由催眠师，例如在我的催眠表演中就是由我来发出，受催眠者可以自己决定是否接受。而在自我催眠中，暗示是由自己发出的。可以说，暗示是为个人和他所处的情境量身定制的。这样就能保证让暗示取得最好的效果。另外还有一个好处，那就是有些人在他人催眠时所感受到的内在阻力通常是不存在的。

　　但是在自我催眠中，我们如何表达某些东西也非常重要。不合适的措辞会使我们难以顺利地达到目标，还会给我们带来更多的问题。

　　首先，要使自己意识到，所有你在内心对自己说的话，无论是出于自我催眠的目的还是仅仅是日常的自言自语，这一切都是暗示，并且会产生效果。如果你害怕牙医，并在去看牙医前告诉自己，你将遭受一生中最严重的疼痛，那么你很可能在接受牙医治疗的时候，真的会感受到这样的疼痛。情绪强化了暗示，恐惧是一个强烈的暗示，对疼痛的预期牢牢扎根于你的潜意识中。然后，潜意识会尽一切努力来实现你的预言。

　　看牙医的痛苦经历总有一天会过去，这影响不了太多。但有时候，暗示带来的影响会持续很久，甚至影响终身。在美国有一个催眠师，他的催眠表演包含一个龌龊的环节。他会向一位女观众发出"通过握手获得性高潮"的暗示。暗示的内容是：每当我和你握手的时候，你都会体验到从未体验过的极度性高潮。然后，处于催眠状态下的那位女观众就真的在众目睽睽之下展示了达到极度性高潮的样子。我在舞台上绝对不会使用这样的暗示。不仅仅是因为这种做法诱导他人体验了本该保持私密的片刻。这

么做，最大的问题可能还不是让这位女士在大庭广众之下展示性
高潮时的样子，这种类似的情况我们在某些电影电视里可能也见
过。真正严重的问题是催眠师说的话："当我和你握手时，你将
体验到你一生中最美的性高潮。"这位女士受到了强烈的影响，
那么当她在这个节目结束之后，再和她的伴侣亲热的时候，她可
能就无法再次获得这样强烈的性高潮了。因为那位催眠师把他的
握手与这种强烈的性高潮永远地捆绑在了一起。这就是暗示的力
量，可能是积极的、有帮助的，也可能是消极的、影响生活的。
你要一直想着这一点。

暗示感应性——为什么童年看过的广告会有怀旧的效果

这就涉及"暗示感应性"这个重要的概念，它指的是一个人
对暗示的敏感程度。如果你想催眠自己，重要的是要知道如何自
愿地实现这种状态。

有些人有很强的控制欲，他们的控制欲很难减弱。这些人通
常很难被别人催眠，因为他们总会无意识地反抗。只有那些他们
百分之百信任的人对他们进行催眠，才会有更好的效果。这个人
通常是他们自己。这表明：同一个人的暗示感应性会有差异，这
取决于谁在进行暗示。然而，即便是怀疑论者也不能幸免于微妙
广告暗示的影响，因为这些暗示会绕过他们心理的雷达。

还有一些人，他们与其他人相比，更容易受到影响。他们有
着生动的想象力，强烈的图像想象力，他们热情，对他人充满信
任。例如很多孩子就是这样，他们特别容易接受暗示。他们也必

须这么开放，因为他们要在短短几年内从零开始学习这个世界的
运作方式。不幸的是，广告也常常以这些小朋友为目标。一旦他
们上钩了，他们不仅可能是终身客户，还会让他们的父母购买特
定的产品，例如某种特别的巧克力坚果酱或者某种特别的汽水。
在家庭购置东西，例如在购买汽车选择品牌的时候，孩子们的想
法也往往会成为关键的因素。

试想一下：是不是稍微地触动都有可能让你回忆起很多儿时
听到看到的广告词？如果你和大多数人一样的话，你也会对相关
的产品一直都有极大的好感。你在人生最容易受到影响的阶段认
识了它们，现在，对这些广告以及对应产品的回忆，让你回到了
童年的安全感中。这些产品和它们的名字已经成为一种幸福的锚
定。这就是为什么许多公司突然将它们已经退出市场的产品重新
推出，或者以"经典"的标签重新推出它们的产品。正是因为儿
童的这种高度暗示感应性，我不愿意去"训练"他们。儿童的价值
体系还没有得到巩固，他们还不能自己决定什么是他们想要的，
什么是他们不想要的。自愿的前提在这种情况下是不存在的。

我们的暗示感应性也会随我们的状态而波动。经验法则是：
我们越感到舒服，就越容易被影响、被暗示。当我们舒适地躺在
浴缸里的时候，积极的自我暗示就更容易出现。而当我们在拥挤
的地铁车厢里站着时，我们会只顾着想办法避免被其他乘客手里
的雨伞戳到，根本无法去接受积极的暗示。

另外，思考的事情越多，暗示感应性就越弱。也就是说，如
果我们在工作中压力很大，处理完一件事，紧接着又有新的事，
要把各种待办事项都完成，那我们就会像处在隧道中一样，关闭

了各种可能影响我们的窗口。或者，如果我们在凌晨三点还是满脑子的忧愁烦恼，那么积极的暗示就不会有机会进入我们的内心，让我们倾听。

在我们喜欢和信任的人面前，我们也会变得易受影响。我们乐意接受他们的建议和提示，甚至接受他们不成熟的意见——因为这些也是暗示。例如，在脸书（Facebook）上，我们不愿相信陌生人主页上所发的信息，而更容易相信我们好友所发的信息，尽管我们也不知道他们在时间轴上所发的信息是从哪来的，可能他们也是从他们的朋友那里转发的。如果暗示涉及某个特定领域，而且这个暗示是由被我们视为该领域权威的人物所发出的，我们也会更容易接受。这也就能解释，为什么当医生亲自夸奖一种药物时，该药的安慰剂效应就会比我们自己在网上购买的更加明显。另外，那些我们认为有魅力的人所说的话我们也会更容易接受。但这有一个缺点：独裁者经常被其同时代人描述为具有超凡魅力。如果他们再花些力气，确保民众比以前过得更好，那么即使是最不合理的想法也会被广泛接受。人们总是相信：为我们做好事的人总是对的。借助复杂而精确的宣传机器，利用重复法则，辐射到生活的方方面面，包括学校的课程，这可以说是一种巧妙的大规模催眠。如果没有这些心理机制，希特勒就不可能走那么远。

你能做到心想事成，但你到底想要什么呢？

上一章中所讲的冻结思维是有针对性地提高暗示感应性的有

效方法之一。在这个过程中，你可以一举两得：你可以使自己处于一种放松、愉快的状态，让思维停止转动。你做这件事的能力越强，暗示就越容易回到你的潜意识，并在那里发挥作用。这就是我为什么要建议你，只要有时间，就去进行思维停止练习，直到你在几乎任何情况下都能停止你的思考。这样做最重要的好处是，你可以自己决定让哪些暗示流进不断出现的思维鸿沟。如果你能进入这种状态，那么就没有哪个广告心理学家能让他设计的广告偷偷进入你的潜意识中。

但怎样才能找到能让你走得更远的暗示呢？暗示到底要做什么？该怎么表达暗示呢？

有意识的暗示通常是通过重新编程我们的潜意识来帮助我们在生活中建立一种新的习惯。它们通过不断描绘新习惯的积极形象，建立了一个记忆痕迹。随后的实际经历又强化了这一形象。

例如，这样一种新的习惯可能是：早上终于提早一个小时起床，去写一本你多年来一直想写但又一直抽不出时间去写的书。

理想的暗示是充满积极情感的愿景

但通常这不仅仅是一个新的常规。想要摆脱小恶习的人需要一种新的理想习惯来"取代"旧的、不好的习惯，例如吸烟、吃太多糖果，等等。首先，重点在于改掉旧的坏习惯。这种关注会让事情变得有点困难，所以我将在稍后进一步讨论这些情况的具体性质。

当然，还有一些目标是通过各种连续的活动来实现的。比如，如果你想自己创业的话。那么这种情况下的习惯就是：要定期做一些准备工作，稳步朝着这个遥远的目标前进。

另外，不仅有能看得见，能感觉得到的具体习惯，还有心理习惯。例如，可能是因为害怕的习惯，或者天性如此，有些人在思想上会变得特别渺小，以至于没有勇气去做任何事情。他们感觉自己被一只看不见的手操纵着，而不是将生活掌握在自己手中。

理想的暗示为我们的潜意识提供了一种充满积极情绪的愿景，它可以从中找到方向。有了这一愿景，它就能使我们所希望的东西进入我们的生活。与此同时，我们不想要的东西也将从我们的生活中无声无息地消失。

当然，来参加我的研讨课或者接受我的实际催眠或咨询的人，对自己想通过催眠或者自我催眠达到什么目的，都有一定的想法。例如想借此睡得更好、消除恐惧、戒烟、健康饮食、多做运动、更加自信等等。也有人想自立，想上大学，这比人们普遍认为自己的生活是愚蠢的、想"以某种方式改善自己的生活"更有价值。然而，这些具体的愿望最初往往就像是新年列出的愿望一样。每年辞旧迎新的时候，有多少人列了一份信心满满的清单，但在第一周后就发现，他们还是像以前一样，毫无改变地继续生活？

为了避免落入这样的陷阱，我们的潜意识可以帮助我们，如果此前已经有意识地对潜意识进行了暗示或将其与特定图像相关联的话，潜意识对我们的帮助效果将会更大。另外，当我谈到我的潜意识时，我眼前总会浮现出一个勤劳的小家伙，也就是我的"内部图书馆管理员"。他会尽一切努力，把我告诉他的一切变成真的。为此，他会在我的经验图书馆收集必要的信息，在我周围的环境中寻找可以帮助我达到目标的东西，一经发现，就立马提醒我采取行动，实现我的目标。

这怎么可行，这为什么可行，我们马上来讨论这一点。

为了营造氛围，这里我还为你准备了一个练习，会让你意识到暗示中有多么不可思议的力量。你可以在停止思维的练习后紧接着做这个练习，他们的功能是一样的。我在不同情况下都进行过尝试，总能取得惊人的效果。你可以自己读几遍这个指示，也可以让他人读给自己听。

尽可能发挥你生动的想象力，来想象一下。在做练习最后的小测试的时候，你需要同伴的帮助。

我名字的力量

双脚牢牢地放在地上，

感受它们是如何稳定地站在那里，

感受你是如何与大地的力量相连。

现在，想想你生命中美好的时刻，

你感到强大和不可战胜的时刻，

感受你在这美丽时刻的感受，

你会感觉到，那种美妙的感觉淹没了你，

每个细胞都充满了这种感觉，从头顶一直到脚尖，

你强大且不可战胜。

从现在开始，每当你说出你的名字，

你都会再次得到那种感觉，

如此美妙、不可思议的力量，

你的名字本身就蕴含着令人难以置信的力量，

每次说出你的名字，你都会感受到那种力量，

每次读到你的名字，你都会感受到那种奇妙的力量，

每当你听到自己的名字，你就会像在这个永恒的时刻一样坚强，

每当你想到自己的名字，这种不可思议的能量就会涌入你的体内。

慢慢吸气，呼气，

在内心深处想着那种感觉，

你会再次感受到无限力量的美妙感觉正附着在你的名字上。

现在，该你的同伴上场了。请站直，双臂放在身体两侧。想象一下，你是一棵树，手臂是树枝，非常坚硬。然后你抬起一条腿，故意把自己置于不稳定的位置。让你的同伴抱着你的胳膊。你会发现你很容易失去平衡，你需要重新调整另一条腿，以免翻倒。

接着说出你的名字。

连说十次。

让自己回到摇摇欲坠的姿势。

默念你的名字。

说出你的名字。

现在，让你的同伴再次抱着你

的胳膊，尝试让你失衡。

怎么样，有趣吧？

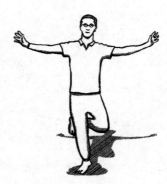

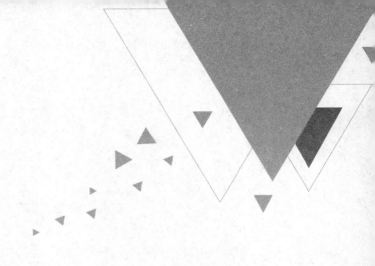

Chapter **08** >>>
关于动机：
情绪如何激发我们的潜意识，为什么旅途不是
目标

　　从必须做的事情入手，然后做可能的事情，然后你会突然
发现自己在做不可能的事情。

方济各（宗教人物）

假设我们已经下定决心要做更多的运动，这不会有什么坏处。我们继续假设，为了做到这一点，我停止了思考，并通过一个强化暗示来加强恍惚状态，然后锚定"我想做更多运动"的暗示。假设我每天都这样做。然而，什么都没发生。我仍然觉得我的沙发比出去走走、运动一下对我更有吸引力。

怎么会这样呢？

为了回答这个问题，让我们看看我潜意识里的东西：我的"内部图书管理员"，也就是我的潜意识，收到了一张纸条，上面写着："老板想做更多的运动。"然后它就懵了，不知所措。首先，上面没有说什么时候想做更多的运动。现在？一个月后？明年？还是这辈子的某个时候？另外还有一个麻烦的问题："做更多的运动"到底是什么意思？是指以后去超市的时候不坐车不开车了走路去？是每周在健身俱乐部锻炼三次，每次锻炼一小时？还是每天早晚各举重一小时？我的潜意识不能替我回答这些问题，它无权这样做。因此，它可能会耸耸肩，把纸条放在一堆写着"等待更详细指示"的纸条里。如果后面没有出现具体指示的话，它就会忘记这张纸条和这个指示。

为什么新年下定的决心极少能坚持超过一个月

显然，"多做运动"并不是一个成功的暗示。当我们如此模糊地表达意图时，我们的潜意识就无法根据它们做任何事情。这通常有一个很简单的原因，那就是：我们并非真想这么做。也许我的医生劝我多做些运动，因为我血压过高（顺便说一句，这只是个例子，我的医生对我其实一直都很满意）。当然，我不想自己患上重病，所以理所当然地，我把"运动"列入了我的行动清单。所以我的愿望并不是"做更多运动"，而是"保持健康"。这样就引出了一种动机，这一动机并非出自运动本身。

让我们仔细看看动机的原因。基本上有两个动机：

● 对幸福的预期

● 避免疼痛或其他不适

我必须有这两个动机之一才能变得积极，否则我根本没法为我的潜意识提供足够的理由来迈出第一步。我们潜意识的动力就是情感。没有情感什么都做不了。

当我感到疼痛时，那是一种强烈的感觉，因此也是一种强大的动力，我当然想摆脱痛苦。这就是驱使我，让我迅速行动起来的原因。同样，如果我害怕坐飞机，这会严重妨碍我的工作，如果我不能控制它，我甚至可能会失去这份工作。[1]这就是所谓的

———————————

[1] 恐惧是一种特殊的心理习惯。有关如何摆脱恐惧的更多信息，请参阅第14章。

痛苦压力。

在我举的例子中，我并没有遭遇什么疼痛。医生只是说，如果我不改变我的行为，从长远来看，我可能会有健康问题，例如患糖尿病、心脏病之类的。因此，如果我不改变我的行为，在我们的例子中这指的是更多的运动，那么就有可能出现疾病问题。不过，我也可能很幸运，什么问题都没有。医生的建议对我的心理和我的潜意识来说是不明确的。我的这种处境和烟民相似，和所有的烟民一样，他们当然都很清楚吸烟是不健康的，也知道其实应该戒烟。但是他们喜欢吸烟，只要有像赫尔穆特·施密特（德国前总理）这样的知名抽烟人士，尽管一直抽烟但也能活很大年纪，还能保持健康，那么，他们就会觉得，不是每个人都会因为抽烟引发问题，抽烟的时候就不那么担心了。同样，医生测得的血压对我来说只是一个使我情绪低落的抽象数据。

不过，假设我的一个朋友也血压过高，最近突然心脏病发作了。虽然他很幸运地活了下来，但还有可能出问题。这令我很震惊。突然间，我的注意力转移了。突然之间，情况完全不同了。对此时的我而言，这已经不再只是医疗统计中的一个数字，而是一个警告我们的例子，而且，已经到了我的面前。在我身边发生的这一事件告诉我，威胁是真实存在的，我也可能受其影响。它让我心烦意乱，这是我迄今为止从未体验过的一种感觉。有了这种情绪，突然就有了一个动机：担心这种事也会发生在我身上。虽然这并不能让一个死宅成为一个运动迷，但它可以是一个关键的刺激。

现在我有动力了，这是很好的。即使这只是消极的动机，也就是第二类动机。这种动机的目标总是避免某事。在这种情况下，这是一件我从未亲身经历过的事情，因此我很难想象。相对而言，第一类动机明显更具可持续性。这是一种激励，因为我从自己的行为中获得了美好、愉快和伟大的东西，这些都是可以期待的。从长远来看，如果我是认真的，真的想坚持下去，想建立一种新的习惯，过上更健康、更有活力的生活，那么我就必须成功地将消极的动机转变为积极的动机。

你是自愿地想改变生活中的事情，还是你觉得你得这样做，"只是"因为你的常识、你的医生或你的伴侣告诉你说，你的生活方式不合适。这两者之间存在一个很大的区别。在下面的练习中，你很快就会意识到这一点对你来说多重要。这个练习还可以帮助你培养真正的热情，因为到目前为止，你的动机仍然有些不明确。另外，在这个过程中，我相信你也会有一些关于如何执行你的计划的想法。做这个练习你还需要一个同伴，这个同伴不一定非要是你的爱人，你的朋友也会做得很好。

心相印练习

面对你的同伴，让彼此可以看着对方的眼睛。你现在的任务是：向你的同伴解释你的项目，目的是让他相信你对这件事的认真态度。告诉对方你想改变什么，以及你为什么这么想要改变。解释一下为什么你期待着在你的生活中最终拥有这个伟大的新习惯，以及你的生活将如何变得更好。也就是要做一个情感上的辩护。

你的同伴不应该只是看着你的眼睛，他应该去感觉，看自己是否已经感受到了你对改变的渴望。当他确信你真的很有动力，并且真的会为所描述的改变而努力时，他就应该站起来，用所谓的"心的拥抱"的方式去拥抱你。你也不要用普通的拥抱方式去拥抱他，而是要在拥抱时把你们的心贴在一起，心心相印。你会立即感受到能量的不同！

"心心相印"的拥抱方式最初来自密宗，可以使恋人和睦相处。在此练习中，它看起来像是一种温柔的、有催眠效果的誓言：通过将自己的心放在同伴的心上，你可以以此姿态做出承诺，以实现你的意图。你要相信，这种情况下的预言将发挥其微妙的作用。

关键是：做决定

让我们继续回到我刚举的那个运动的例子：首先，消极的动机，害怕遭受和我朋友一样的命运，可能会让我付诸行动。尽管如此，我仍然需要一个更详细的计划，这样我的潜意识才能理解我的指示！

"运动"是一个宽泛的术语。在这个例子中，我应该考虑，我到底想做什么。游泳还是空手道？慢跑还是踢足球？瑜伽还是散步？如果我说："哦，这些我都喜欢。"那就意味着：在我开始做任何事情之前，我又一次阻止了我的行动。不做决定的人什么都不会去做，就这么简单。如果真的觉得无论选择哪项运动都是一样的，那可以做一些纸条，每张上面写上一个运动的名字，然后抽签决定。如果抽到了"瑜伽"，我可能会意识到，我其实并不想做这个运动，这样就算我向前迈了一步，因为我就得去找其他的运动了。如果你还是犹豫不决，那么下面这个小神谕也能以一种有趣的方式帮助你：

会说话的珠宝

你总是很难做决定吗？这个方法也许可以帮到你。

找一件祖传的或者别人送给你的旧珠宝，戒指、吊坠或袖扣等都可以。在接下来的步骤中，你要向送这件珠宝给你的人提一个很简单的问题，即使这位赠送人已经不在世了也没关系。

将你找出的珠宝系在绳子上，做成一个简易的单摆，并指定哪个旋转方向表示"是"，哪个旋转方向表示"否"。然后用你的右手（左撇子可以用左手）食指和拇指轻轻夹住钟摆，让它保持不动。放松地坐到一张桌子边，双脚放在地板上，背部挺直。将肘部支撑在桌子上，身体稍微前倾。现在，开始问你的问题，例如："伊丽莎白阿姨，我要是做瑜伽的话，会生活得更幸福吗？"问完后，松开钟摆，让钟摆开始摆动、旋转。

如果没有人送过你什么珠宝，那也没关系。你也可以用通过其他途径得到的珠宝，你的潜意识也会回答你的。如果你不喜欢这个答案，那你就会知道你想要什么了！你也可以这样做决定——你的潜意识选择了用这种方式来告诉你，你的选择是什么。你不必遵循钟摆的"决定"。

试试去做你以前从未做过的事，试上三次。

第一次：克服对它的恐惧。

第二次：学习怎么做。

第三次：确定你是否喜欢它。

维吉尔·加内特·汤姆森（美国作曲家、评论家）

尝试使人聪明

做决定的另一种方式是对选择项分别进行尝试。这就是说，如果回到上面我举的运动的例子，如果我一直都不能确定我到底该选择做哪种运动，那么我就要分别尝试所有可选的运动项目。这可能需要花费好几周的时间，但这也是很有趣的，而且也没有什么约束。我可以选择从某种运动开始，这总比什么都不做要好。这样做的好处是：我相当于获得了犯错误的许可，可以随时改变主意，而且无需对什么人负责。这样我就可以通过排除的方式，逐渐找到最适合自己的运动。在这个过程中，我其实已经把我想多做运动的想法付诸实践了。凭着我在尝试中的经验，以后也可以为我的暗示树立精确的心理形象。我已经知道做某种运动时是什么感觉，训练场所是什么样子，老师的语气怎么样等信息了。

让我们假设我最终选择了瑜伽（当然，这只是一个例子）。通过体验课程，我得出的结论是：我不想去任何地方，只想在家做我已经知道的瑜伽练习。这样，一个具体的计划就形成了。①

如你所见，在发出任何暗示之前，通常还有很多工作要做。

那我们什么时候才能进行暗示操作呢？

---

① 如何总能通过直觉做出最佳决策，以及为什么决策能够使人幸福，请参阅我的著作《直觉的秘密》。

很简单，就是你确切地知道自己想做什么的时候。最好的暗示就是我们能够用它清楚地说出我们想要的东西。

永远往好的方面看——找到你积极的动机

我想养成一个新的习惯。一个习惯只有在定期做某事时才会被养成，而且中间间隔还不能太久。只有这样，大脑才会形成持久的记忆痕迹，一旦这个神经网络站稳脚跟，我就可以一次又一次地回到它上面。换句话说就是：这我马上要去做了。反之就是：只做一次，等于没做。

为了开始去做，需要动机的帮助。在我的例子中，帮助我的动机就是：不要像我得了心脏病的朋友那样被送到医院。但从长远来看，这还不够。只有当你做了一些真正对心灵有回报的事情时，你才会继续去做。这就是我们人类的方式。由于很多人都无法及时发展出这样的积极动力，所以健身中心在一月总是拥挤不堪，但到了二月就会明显空得多，等到了三月，就只能看到一些可疑的人了。

所以，不管你想达到什么目标，最重要的任务就是，甚至在你能建立有效的暗示之前，找到你的积极动机！能同时找到几个更好！

问问自己：我能直接期待的情感奖励是什么？

拿张纸条，一支笔，舒适地握在手中，列出积极的清单。要用手写的方式列出，手写是一件感性的事。事实证明，与在电脑上写东西相比，手写的东西更能固定在大脑中。

在我做运动的那个例子中，情报回报就可能是我在练习瑜伽时获得的乐趣。我确定我在进步，并能为此庆祝。

要知道，从小时候起，我们的大脑就通过释放多巴胺，即通过让我们欢欣鼓舞的方式，来奖励我们的学习行为。锻炼后的舒适放松和愉快的身体感觉也是这样的直接回报。不要忘了：成功的关键就是终于战胜了内心的恶魔，成功地迈出第一步。

去帮忙：从索取到奉献

一个不可低估的动机是，你能用你的所作所为帮助别人，或者改善别人的生活！帮助他人会获得快乐。此外，如果你知道自己的行为给别人带来了快乐，那么你就更可能坚持下去，因为别人的幸福安康会给你带来一大堆额外的便利。这还是与生物学有关：许多研究表明，帮助他人可以增强免疫系统，并激活大脑中的奖励中心。毕竟，我们人类是社会性生物。

还不止这些。专注于给别人一些东西，让他们去体验美好的事物，也能消除有些会阻碍梦想付诸行动的顽固障碍，即：在追求自己心愿时担心自私。尤其是所谓的"受过良好教育"的人，其中大多数是女性，会因此无意识地搁置他们的计划。

我某次研讨会的一位参与者梦想着在她的小镇上开一家书吧。她的设想是：这应该是一个舒适的咖啡馆，可以在这里读书、朋友见面或者吃点心。但不知何故，她缺乏采取行动的关键火花。

所以我凭直觉建议她：将重点从索取转移到给予。她换了一种方式来表达自己的打算，不再是"我想怎样怎样"，而是"我用我的书吧可以给我城市的居民们什么什么"。

她的脸突然亮了起来，显然我的暗示给了她最后的动力。如何处理和设计"书吧"项目，她一下子就有了很多想法。例如：书吧应该有几间不同主题的房间，上午应该有儿童特色活动，晚上应该有爵士乐，还要举办一些慈善活动，等等。

她改变了视角，开始感受到她未来客户的需求，而不仅仅是她自己的想法。对于商业想法的成功实施来说，这是非常重要的一点。只是因为她想付出一些东西，而不仅仅是想获得什么。这样做的好处在于：付出从来不是单方面的，我们总是得到一些回报。这就是礼物的魔力。

我们真正需要的是什么

你的目标和计划都是物质的，还是只有部分是这样？你是否有时候会觉得，如果你有更多更好的这样那样的东西，你就会更快乐？例如更大的公寓或房子、更宽敞的汽车、帆船、最好的厨房设备或者一直都能使用最新款的电脑。但你确定你真的想要这些东西吗？这些东西真的就是让你开心的目标吗？

最近，我读到一个年轻女子的文章，她非常成功地经营着一个旅游博客。她环游世界，过着充实而幸福的生活。她背着背包旅行，要坐飞机的时候就可以把这个背包当手提行李带着，不需要额外再带行李箱。为了能够做到这一点，她遵循以下原则：拥有的东西尽可能不超过一百件。如果她买了一件新的T恤，那就得处理掉旧的T恤。鞋、书和单个的物品都是这样处理。如果她在某种情况下需要特殊设备（例如徒步），可以在当地租借或购买，用完后就再卖出去或者捐赠出去。

当然，你也不用放弃你所有的财产来过这样的生活，这只是千百种生活方式中的一种。但它表明，拥有总是或多或少地成为负担，会使人的行动变得更加缓慢迟钝。如果那位旅游博客的作者有更多的行李，她会花更长的时间收拾行李，而且她必须提前几个小时到达机场办理登机托运手续。下了飞机也不能直接去目的地，还要等行李从传送带上出来。在公共汽车和地铁上，行李可能会挡道，当然，她还得一直拖着……

在我的研讨课上，我经常和学员围成一圈做一个练习。在练习过程中，我把手机拿出来，让大家一个接一个地传递着我的手机。我给大家解释说：只要我们大家在一起，就不是每个人都需要一部手机。要和外界联系，只需要一部手机就够了。

当然，这只是一个例子。

现在，在日常生活中，想放弃使用手机很难。尽管如此，许多东西还是可以借到或分享的。例如，许多人不需要自己有车。在很多城市现在都有很好的共享汽车服务，这既节约了成本，也没了找停车位的麻烦，减少了相应的压力。生活中的很多东西我们都是偶尔才用得到，但很多人宁愿自己拥有，也不愿分享。

在做完刚才传递手机的练习后，我总会随机选择一个参与者，我不仅把手机放在他手中，而且把房间里找到的所有东西都放在他手里。围巾、夹克、包、书籍、其他的手机……最后，这个可怜的参与者站在那里，很难把所有东西都拿在手里。然后我说："想象一下，你现在拥有了所有的东西，都牢牢抓在手里。但是当你渴了想喝杯水的时候，会发生什么呢？"

Chapter **09** >>>
言语的力量：
如何将鼓舞人心的暗示融入你的生活，如何成为
自己电影的导演，如何做到即使困难也要继续坚
持你的目标

不知言，无以知人也。

孔子（中国思想家、政治家、教育家）

现在你知道你想做什么了。你可能已经着手在做那些想要实现的、改变的、摆脱的或是重新融入你的生活中的事了。你终于要开发你的个人暗示了，借此你可以愉快稳妥地实现你的目标。我们现在就来做。这是一张小清单，可以帮助你描述你的个人暗示。把暗示都写在一张纸上，后面你会用到。

描述暗示的六个黄金法则

●**立足当下**：在描述你的暗示的时候，要用第一人称现在时说明各种行动。例如："我在做××""我今天在练习××"或者"我感觉到××"。相对的，如果你以"我将要……"开头，那么你的行动将会永远停留在未来，而这样做的风险是：你的潜意识会要求你信守你的承诺。

●**描述一个行动**：你的言语应该在你的脑海中产生一幅图画。所以你要具体描述一下新的行动。例如：在上一章的示例中，不要模糊地讲"我练习瑜伽"，而要具体描述为"我早上做拜日式瑜伽"。

特殊的情况是：实现你的目标需要很多不同的行动，例如想开一个商店。

那么你应该首先确认都有哪些行动，并将它们按合理的顺序排列。例如，在税务顾问的帮助下制定商业计划、参加会计课程学习、安排融资、寻找合适的地点、寻找供应商，等等。

　　然后将所有这些活动结合在一起，构成一个超级暗示。例如："我知道要想使我更接近我的××目标，现在哪一步是正确的。"接下来；"我现在带着喜悦和期待迈出这一步。"这种描述可以直接把你带到下一个要点。

　　●**用言语让自己获得幸福感：** 在你的暗示中加入一些能让你感受到美丽、愉悦的言语。例如"美妙""我享受""活力"或"幸福"。例如可以这样说；"我享受每天早上做拜日式瑜伽的时光"或"当我早上做完拜日式瑜伽时，一种奇妙的能量流过我的身体"。试着说一些积极的话，在你的身体里感受它们，给你最大的情感共鸣。优先使用这些话。

　　●**描述要简单精确：** 在你描述暗示的时候要详细，但不要复杂。每个暗示只能用一句话描述。要达到即使讲给小孩子听，他们也能听懂的程度。千万不要使用那种层层嵌套、读了后面忘了前面的长句。

　　●**要学会变换说法：** 同一件事情不要只用一个暗示表达，要多用几种表达方式。并非所有的暗示都能在任何时候对每个人有效。要改变你的措辞。此外，你还可以尝试使用更广泛的措辞。这样，你就能从不同的方向加强神经网络。例如可以说："我喜欢每天早上做拜日式瑜伽"，"我的早间瑜伽给了我能量"。或者也可以说；"每天都很享受我的早间拜日式瑜伽，越来越享受"或者"每天都在不断地朝着我的××目标前进"。可以不断地换用表达方式，也可以依次使用各种可能的表达方式。

　　●**保持积极：** 当你在选择词汇的时候，要注意避免选择消极的措辞。例如，如果你说；"我不再懒洋洋地躺在床上"，你脑海中可能马上就会浮现出你舒适的床。

　　还要注意一点：没有完全禁止的措辞。人们常说，潜意识不能理解"不"这个词，但这个说法并不完全正确，只有联想到一个明显的图像的时候才会如此。例如，当我说"别想一个老萨满"，你脑海中可能会立刻出现一个穿着狼皮大衣的智慧老人。所以，如果你将来不想再做某些事情，你就应该避免在你的暗示中提到这个不想去做的事情。例如，在你说"我不再喝红酒了"的时候，逻辑上，你的脑海中马上就会出现一杯美味的红酒。

　　另一方面，催眠师总是使用否定。例如"你不能睁开眼睛"或"你不能弯曲你的手臂"，或者想想许多人用来阻止自己的暗示："我不能……"这样的否定表达潜意识是完全能够理解的。尽管对否定的普遍"妖魔化"是不对的，但你应该习惯于用积极的措辞来表达一件事。原因很简单，这样更能激发动机。

将暗示融入日常生活

　　现在你已经有了你的第一套暗示。在本书的第二部分，我将介绍常见计划和生活特定领域的特性。例如，我将给你解释，如果你想减肥或者陷入了恐惧的话，你该注意什么，该如何进一步支持你的计划。

　　你应该现在就开始。我建议你马上开始测试你的暗示。你对自己的心理习惯训练得越多，你的暗示越是多样化，成功就会越快、越持久。

　　如果你能先做一个本书第六章中介绍的思维停止练习，那么效果会更好。一旦你进入了没有日常思维干扰的冥想状态，那你就可以进行你的暗示了。具体做法是：在心里默念你的暗示，尽可能生动地想象每个暗示所描绘的情景。这已经是非常有效的技巧，尽管我们还将继续学习如何有目的地在催眠状态的时间长度和深度方面扩展和增强思想自由状态。一方面，你可以使暗示的效果成倍提升，另一方面，你可以体验到一些更积极的作用。

你会变得很棒，并会拥有一个更富想象力的大脑

你练习得越多，就会越快发现效果。另外，每多练习一次，你就会发现更容易自我催眠。这很可能会对你的大脑产生深远的影响，从而长期影响你的直觉能力。事实上，当一生都在研究催眠、读心术，当然还有奇迹之类的东西时，大脑的某些区域会增强，而我无疑就是最好的例子。德国电视二台纪录片制作中心的记者邀请我去格罗宁根（荷兰城市），到大脑研究人员马克·蒂乌克斯教授负责的所谓"社交头脑实验室"去。在那里，我被推入磁共振断层扫描仪中，并被要求完成不同的任务。例如：我应该确定受试者从盒子中取出的是大球还是小球。我看不到球，只能看到受试者和前面的盒子。在所有任务中，我都答对了。这个过程测试了我的大脑活动。事实证明，经过多年的训练，我的镜像神经元的面积大大增加了。可以练习移情和催眠——这是对你的最好鼓励。

测试结束后，马克·蒂乌克斯教授请我向他展示我所谓的特殊能力。所以我就和他做了一个充满能量的小试验。我通过意念力让我的手充满力量，在没有接触他的情况下，把他推倒了。在

这个试验中，仅仅通过言语，以及由此产生的情景想象就能令手充满能量，试验的成功让我自己也感到非常惊讶。你也可以自己做做这个试验。一开始，你可能无法推倒任何人，但你的练习伙伴可能会感觉到能量以热、冷或者磁力的形式出现。但是，随着你的不断练习，你也能达到和我一样的水平，轻易就能将同伴推倒。为了安全起见，建议在做这个试验的时候，让你的同伴站在柔软的床或者沙发前，避免摔伤。当然，你也可能极有天赋，一下子就能成功。

能量之手

闭上眼睛，

深吸三口气，

呼气，

将右手伸到前面，

想象一下——你的整个身体被一股明亮的能量所包围，

这种能量通过你的头部进入你的身体，

从上臂进入前臂，再从那里进入手掌，

手掌中央的能量聚集在一个点上，

感受你手中的能量，

加强它，

继续加强，

现在，把你的手转向你练习伙伴的太阳神经丛，看看会发生什么。

阅读有用，写下来更有用

当你阅读暗示的时候，暗示就已经在起作用了，这是最简单的应用。找一张纸条，把暗示写在上面，贴到床边。每天晚上睡觉前，每天早上起床后都读一读写下的暗示。这样你就可以打开潜意识的通道，只要你进入睡眠，该通道就会自动打开。当你睡着的时候，你的脑波首先会从清醒时积极的 β 状态变为轻松的 α 状态，最后变为 θ 状态，在该状态下我们可以轻松学习。如果你刚刚读过你写的暗示，它们在你的脑中仍记忆犹新的话，它们就会滑入潜意识。学生们也常用这个老把戏，他们会在考试前把考试内容再复习一遍，并在睡觉前把记有复习内容的笔记本放到枕头下面。这样做的话，暗示就能立刻绘制出一条更持久的记忆痕迹。例如这种情况下绘制的记忆痕迹比在白天午餐休息时间阅读暗示要持久得多。但也强烈建议你：不要经常将暗示牢记在心。

如果你在醒来后没有被其他事情分心时就直接使用这些暗示的话，那么就会加深这条记忆痕迹，并会马上想起你的计划。这样，你就不会有机会忘记你想改变你的生活。这样做还有一个优点，就是你可以逐渐记住你的暗示，即使闭上眼睛也能轻松地使用它们。这是一个很好的先决条件，例如，这可以在幻想旅行中或与深化恍惚的小"电影"搭配使用，这一点我将在下一章向你展示。

每日抄写

如果你晚上不太累，你还可以再抄写一遍你的暗示。如果可能的话，用漂亮的笔和工整的文字书写。当然，不要只是机械地抄写，要着眼于内容。在前面已经提过，有许多科学迹象表明，用手书写可以将写的内容固定在不同的大脑区域。在电脑上或手机上打字不会有这样的效果。这是一个很好的理由，为了庆祝这一天，送给自己一本笔记本和一支漂亮的钢笔吧！

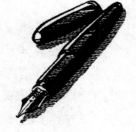

把日常的行为变成催眠练习

你也可以把你的暗示和每天的触发器完美地结合起来，也就是说，和你每天都在做的日常行为结合起来。在浴室的镜子上贴上一张写有你的暗示的便条，然后在每次洗手或刷牙的时候，把这些暗示视觉化。如果你这样做过几次，暗示和相关联的视觉图像就会自动进入意识。例如，当你拿起肥皂或从杯子中拿出牙刷的时候，相应的暗示及图像就会自动出现。男性也可以把剃须过程转换成催眠练习。像清理洗碗机、倒垃圾、打扫猫房、倒咖啡等也都可以转换成催眠练习。

如果你能把你的暗示主题的一些小变化与适合的日常活动联系起来，就更好了。例如，当你清早站在咖啡机旁，等待着能唤醒你的咖啡流出的时候，你可以想：当我……的时候，我能感觉到我体内不断增长的能量。在倒垃圾的时候，你可以在心里对自己说："我清除了所有可能妨碍我……的东西。"当你擦窗户的时候，暗示可以是：我清楚地看到了我的××目标就在我的眼前，我正在一步步地走向它，等等。你的想象力是无限的。

给自己拍张照片

你可以在暗示的应用中再进一步：从你的暗示中发展出一个符号。潜意识的语言是由图像组成的。暗示之所以起作用，是因为你对此进行了图像的关联。文字本身是中立的，它们只负责传递信息。例如当你说："我喜欢每天写半个小时的书。"你的脑海中可能会出现这样的情景：你正端着一杯咖啡，坐在书桌旁，此时可能是清晨，你的家人还没醒来，紧张的一天还没开始。你可以将这个情景图像与一个符号起来。

你可以这么想：有没有一个东西，能让你把它和写作这个行为联系起来？一台老式的打字机？甚至还是你之前用过的那台？那就把这台打字机放到你的想象中，想象一下你是如何坐在那里打字的，当然，它是放在桌子上的。你不必在上面打字，只要把它放在你的电脑旁就行了。想象一下，这个情景是如何和打字机这个符号关联起来的。可以说，这种情景在某种程度上流入打字机，打字机吸收了这一情景。然后这台打字机就会有一种特别的光芒，在内部闪耀。今后，每当你想到打字机时，你的想象中都会浮现出一幅美好的画面：清晨，你正在你的办公桌前不受打扰地专心工作。如果在此之前你能先做一个思维停止练习，这种关联的效果就会更好。但是，在完全正常的状态下想象符号和情景的融合也足够了。图像的力量是如此强大，可以让你马上就能使用符号。

那么，你的符号是什么呢？

时刻关注长期目标

长期动机和使我们真正采取行动的第一个动力同样重要，因为它使我们始终坚持，不仅让我们迈出了第一步，而且让我们迈出了所有后续步伐。

想想看：从长远来看，你的新行为会给你带来什么？你的长期目标是什么？找出充满激情的理由。想象一下，当你达到你的目标时，会是怎样的情形，找出能让你充满期待和喜悦的理由。例如，当一个人成功戒烟后，他会感到更有活力，不再呼吸急促了；他的皮肤和牙齿看起来不再发黄了，大家都对他健康的外表称赞不已；他的房间闻起来也不像是一个烟灰缸了；每个月他的账户里还能因此省下几百块钱；他的干儿子也不再厌恶地转过身来说："哇，你身上有烟的味道。"这些都是很好的理由。

一个有抱负的马拉松运动员可以想象人们如何在他冲到终点时为他加油打气；想象他的朋友们如何祝贺他；想象他会把参赛证书挂到墙上；想象他在训练期间每次获得的运动乐趣；想象他能因此一下子减轻五公斤体重，变得更加灵活。

想要摆脱飞行恐惧的人可以想象：他到了遥远的国家，这是他乘坐汽车或火车永远无法到达的；他在澳大利亚终于见到了一直没见过的亲戚。

不管你计划做什么，想象一下，你已经达到了目标。将所有你能想到的与达到这一目标可得到的好处组合在一起，写下来。

花点时间，想象哪怕是最小的好处。写下你在这个过程中的感觉
有多好。

从这些长远的好处中，你可以把它们可视化成具体的美好情
景，这些美好的情景可以在你到达目的地的过程中激励你。下面
有两种可视化方式可供你选择，选择一个更适合你的方式，或者
两种方式交替使用。在为这两种可视化做准备时，你刚才列举的
新行为长远好处清单和你每次达到目标后获得的好处清单都会帮
助你。

首先，一条一条地阅读你列举的、期望在达到目标后能够获
得的好处清单。多读几遍，好好想象一下每条好处对应的情景。

阅读你所列出的、每次将你的计划转化为行动时所体验到的
直接好处清单。同样也把这些好处一条接一条地想象为情景。

然后阅读下面的说明至少两遍，最好三遍。你也可以把内容
录下来，大声播放，或者让一个你信任的人念给你听。

接下来，应用思维冻结的方法之一，例如之前介绍的心流入门
练习，或者只是呼吸循环练习（这个练习我们之前也介绍过）。

然后请跟着说明做。

仙尘指路

闭上眼睛，
想象一下，你已经达到了你的目标，
你感觉如何？
你在做什么？

你看起来怎么样？

谁和你在一起？

用你所有的感官体验这种情况，

每个细节，

感受充满你的快乐，

巨大的成功感，

幸运的是走了这条路，

你手里拿着什么东西，

魔法仙尘，

张开手，看着它，

仙尘闪闪发光，开始微微飘浮在你的手上，

现在把仙尘扔在你身后，越过你的肩膀，

转过身去，

道路在你面前闪闪发光，

你完成的所有步骤都变得清晰可见，

每一个步骤，

你可以跟踪自己在每一步所做的事情，

你看到了引导你通往目的地的道路，

你看到最开始的时候，自己站在那里，迈出第一步，

充满了信心，

你看到了自己的进步，

自己的喜悦，

自己一步一步在前进，

现在你可以确信，这条路的确会通往目的地，

> 你知道，你到了，
>
> 终于心想事成了，
>
> 深呼吸，
>
> 感受这种幸福吧。

下一个练习不是那么神奇，但是按照相同的原理进行，效果上也毫不逊色。

回归未来：设计你成功过程的电影

在本练习中，你将设计自己的剧本。该过程中的特别之处是：电影以你达到目标的情景为起始，然后逐步倒退到你当前所处的情景，也就是你计划开始时的状态。

如果您的目标是参加马拉松比赛，那么电影可能会从这个情景开始：你冲过了终点，尽管刚刚跑了42公里，疲惫不堪，你仍然兴奋地高举双臂。你的朋友们扑上来拥抱你。而这个事情的一开始，在这个例子中就是电影的结尾情景中，你会看到：你正在体育用品商店购买你第一双真正专业的跑鞋。

你现在的任务是：去想象这中间有哪些行动，要达到哪些分目标，要做哪些事情。例如，一个场景可能是关于你如何寻找跑步小组，或者你是如何请到一位私教的。你可能会看到，你在不断地测试新的、越来越长的训练路线，穿过森林，沿着湖边；你的第一双跑鞋穿坏了，你又买了一双新的跑鞋；你在做伸展运动和间歇训练；每一次训练后，你都能快乐而毫无罪恶感地吃下一大份意大利面。这些都是你可能想到的情景。一开始，这个练习对你来说可能是困难的，但只要你对此想得越多，你就会想到更多的场景。

　　如果你害怕上台讲课，那么你的最终目标就是面对一大群观众做一次滔滔不绝的演讲。你可以想象一下达到目标后的情景：你很放松，讲得幽默风趣、诙谐自然，甚至都不需要一张备忘单。听众们为你鼓掌，教授也可能会祝贺你出色的演讲。你可以想象一下此前的各个步骤：你正在家里为你的演讲做着充分的准备；你正在把演讲内容写在小卡片上；在面对你的泰迪熊做了一次模拟演讲后，你又把你的同伴当作观众，再次模拟演讲了一遍。你也可以利用自我暗示，从外界看到自我催眠状态下的自己。那么开头的一个场景可能就是：你正在读这本书，正在做思维停止练习，正在做第2章中的胜利者姿势练习来激发自信。你为达到目标所做的一切都是相关的（勇敢面对自己害怕的事）。

　　当你设计完你的电影后，做一个思维停止的练习，然后把你设计的这部"电影"视觉化。祝你玩得开心！

幸福就是：保持良好的运动状态

　　如果你经常做这些练习，你就会发现你的项目是如何真正开始的。事实上，你的大脑无法区分想象和现实。华盛顿大学的研究人员发现，在阅读和深入感受一个故事时的活动大脑区域与经历真实的故事时的活动大脑区域是完全相同的。所以，你只要通过思维训练建立了你的习惯，现实就会随之自行发生。

仙尘指路和电影练习还有另外一个优势。它们可以避免因只对目标进行可视化而导致的问题，可惜经常有人建议这样做。这样做的问题是：潜意识可能会抄起双手，什么也不做，因为它看不到采取行动的必要。它为什么会这样？因为只给它展示了达到目标的情景，潜意识就认为，你已经达到目标了，无须再做什么。

因此，想象我们要走的道路是非常重要的。更确切地说，这是给了我们一个方法，并在我们的想象中为此保留一个位置。我们必须朝着目标前进，目标不会来找我们。另外，实际走的道路可能会与我们最初设想的情况不同，但关键是我们已经走上了这条道路。如果这点都做不到，就不可能实现任何目标。某些积极思想大师可能经常告诉你，你所要做的就是深入地想着你的梦想之车或者你理想的伴侣，这样你就可以把它们都吸引来了。但只有当你开始行动的时候这才会起作用。否则这就和靠想象来中彩票的想法一样不现实。

去旅行吧，旅途不是目标，而是生活

这初听起来有点让人不舒服，像是工作一样，但生活其实就是这样的。我再重复一遍：为了达到目标，我们必须上路。但你知道吗？这其实才是最有趣的。我的一个朋友是个千万富翁，他已经拥有了他梦寐以求的一切。他甚至买了一座城堡，就像童话中的那样。然而，几年前，他陷入了危机，突然感到沮丧，缺乏动力。他是这么跟我说的："我已经坐到了山顶上，正是我梦寐以求的山顶上。就像城堡里的国王。但突然，各个方面都在下降。当然，我现在可以高高坐在这里，什么也不做，但这真的太无聊了。或者我得再次回到山谷去，我得回到起点，重新开始做点别的什么了。"

他的问题是他的生活停滞不前。他不需要再努力了，他就没有动力了。目标消失了，道路也随之消失了。只要他还有事情要做才能达到目标，他就一直会过得很好。在这种情况下，任何人都必须回到重新开始的地方。做什么都行，这就是生活的乐趣所在。因为道路不是目标，而是生活。活着的人都处在活动中，活动意味着幸福、紧张和乐趣。

过了一段时间，我的朋友就真的这样做了：他又重新开始了，甚至在身体上也重新开始了。他把城堡交给了他的朋友们，买了一辆房车，然后就出发了。他的阶段性目标是去找世界上最好的面包师。因为他突然想起，他曾经有一个梦想，要开一家带有面包房的咖啡馆。在这里可以买到世界上最好吃的面包。他的目标是到各个地方去，尽可能多地学习烤面包的知识，然后用新掌握的技能开一家这样的咖啡馆。为此他花了好几年时间，非常辛苦。和其他的面包师一样，他总是要在半夜就起床。但他突然又高兴起来了！他有一个梦想，并为之而活。

这是一件非常有趣的事情：他去了很多地方。他去了法国，学习如何烘烤完美的法式长棍面包。他去了瑞典，在那里学习如何烘焙薄脆面包片。他遇到了新的人，交了新朋友。最后他开了一家咖啡馆，但这已经不重要了。

从我朋友的故事中可以得出一个重要的结论：要不断地把路带进你的暗示。这就是为什么关于暗示的黄金法则之一强调，描述一个行动是很重要的。运动是最重要的。要进入暗示的描述中去设身处地地感受"我有……"或"我拥有……"。你感觉到静止状态了吗？感觉到把你拉下来的那种沉重的表述了吗？这就是问题所在。

即便不顺，也得坚持

你可能是以极大的热情开始的，但有一天你会发现，你真的不想再继续坚持你新培养起来的日常生活习惯了。你对你的暗示没兴趣，你对任何事都没兴趣。你本想克服恐惧去做演讲，但突然又感觉到了害怕，你想马上取消它。"我为什么要这么做呢？"你可能会问自己。要做的事情太多了，太麻烦了。在现状下，你本来就生活得挺舒适。为什么要跑全马或半马呢？为什么要上台演讲呢？如果能坐火车，为什么还要去克服飞行恐惧呢？

这是正常的。你不可能每天都能获得同样的动机。每个人都会有情绪不佳的时候。让自己沉溺于旧的习惯，就像让自己躺在沙发上一样，是很诱人的。消极的暗示会想方设法挤入你和你的远程目标之间。如果你现在不注意，那么你就不是只休息一两天，而是一天又一天，慢慢地停止你的计划。

按三栏内容做自我反省练习

在这种情况下，我总是在我的课堂上和参与者一起做一个小小的自我反省练习。要做到这一点，你需要一张纸，把它分成三栏。让我们再看一遍马拉松的例子。

你在为参加马拉松而训练，你的梦想就是最终能够跑完这个距离。通常你的核心暗示可能是这样的："我喜欢我训练过程中的每一步。"你想象中的这个暗示和相关的电影序列甚至融合成了一个符号：一双跑鞋。但今天这个符号不起作用了。你往窗外看，外面刮着狂风，还下着雨，你会想："唉，今天我不能训练了，这时候训练一点都不享受，外面太冷太湿。明天再训练吧。"

在分成三栏的第一栏中，写下目前不想做事情的消极想法，在中间栏中，写下这些想法的影响或后果。在写的过程中，一定要完全诚实，保持中立，这点是非常重要的。例如：在前两栏中要这样写："如果我今天不训练的话，我可能在马拉松比赛中缺乏力量。"最后一栏写的内容就有趣了。你把第一栏中写的消极的句子翻转一下，这样，中间列出的后果就不会出现了。所以应该这样写："我今天要去训练，因为我在跑马拉松时需要力量。"

这就是你的坚持暗示。

反复朗诵这个暗示。马上你就会发现，要走出去训练变得容易多了，因为寒冷已经完全不重要了。如果你在出去坚持训练了一半的距离后发现，实在太冷了，没法继续训练了，那也没关系。毕竟你今天已经训练了一段时间了。你已经克服了自己的阻力，这是一个巨大的成功。你当然也可以对自己说："我出去看看是什么感觉。如果实在无法训练，那我再放弃。"然后在大多数情况下会发生的是：你发现这种想当然的障碍并没那么严重，于是就和往常一样继续训练了。困难通常在于如何开始，真正做起来反倒不难了。

你意识到发生什么事了吗?

你已经沉醉于你臆想的障碍:"外面太冷了,太湿了,所以我不训练了。"你自己很清楚,这意味着什么。但后来你找到了一个积极的理由,证明自己还是应该继续坚持训练。尽管这个理由很简单,但你此前却从没想到。毕竟,你不能简单地说:"突然变暖和了,这就是我继续训练的原因。"你必须根据实际情况调整你的动机。

你不能阻止海浪,但你可以学会冲浪。

约瑟夫·戈尔斯坦

(美国生物学家、医学家,诺贝尔生理学或医学奖得主)

暗示不是一成不变的,有时也需要修改一下

刚才的情况可能也暴露出,在你最初的暗示中就存在一个根本性的错误。当你想到要去训练的时候,你的脑海中可能会出现这样的情景:天气晴好,你穿着短裤,在叽叽喳喳的鸟鸣声中奔跑着。这通常是因为,你是在夏天开始训练的,开始训练时的情景就是这样。但是现在已经是秋天了,鸟儿已经飞到南方去了,穿短裤太冷了,好天气也变少了。突然间,你的暗示和你所处的现实之间的差距拉大了,这样结果就是——你不再相信自己的暗示了。

你不能调整你周围的现实,你也没法影响天气。但你可以调整你自己所处的现实!你可以编辑暗示和与此相关联的图像。例如,当你在编辑暗示的时候,想象不同的天气情况。可以想象一

下，在下雨和刮大风的时候，训练中的你是什么样子的？你穿的是什么衣服？到了冬天，当你训练的时候，可能天还没亮，你会怎样武装自己？外面下雪结冰路滑的时候，你有想过到健身房的跑步机上去练习吗？冬季训练后你打算怎么犒劳一下自己？去蒸桑拿还是去做按摩？

前面介绍过如何设计你成功过程的影片，请拿出之前设计的剧本，把刚刚想到的相应场景加进去。

可以休息，但不能放弃

在追逐目标的过程中，休息一下也是非常重要的，要对自己好一点。人在旅途中有时候的确是需要休息的。如果你在休息之后说："唉，一切都没意义了，我就是个失败者，我也不用再继续下去了。"那你的计划就真的失败了。不是因为你有一两次没坚持训练，而是因为你说了这样的话，有了这样的心思。建议你最好这样说："好吧，昨天我放松了，前天也放松了。可能我的身体也需要休息一下。但今天我得继续训练了。"就像什么都没发生过一样。哪怕你休息了一周，一个月，你都可以这么说。

只有你自己认为你会失败的时候，你才会真的失败。你随时可以重新开始。随时！你会获得同样的快乐。可能你达到目标的时间会稍微迟一点。但这有那么糟糕吗？想想我那个千万富翁朋友的故事。和他相比，你至少眼前还有目标，这是最重要的。现在，我将教你如何使让思维停止的冥想状态更深入，以便让你更轻松、更有效地实现你的计划。

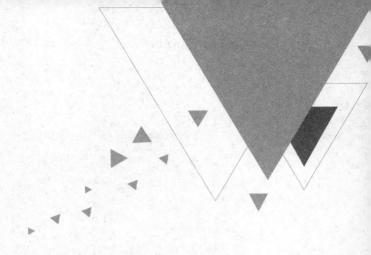

Chapter **10** >>>
高级自我催眠：
如何通过催眠的方式让你更加放松，如何让暗示
更持久，如何永远保持美好的感觉

驱使我们行动的不是意志，而是想象力。

埃米尔·库埃（法国心理学家、医生、教育家，

欧洲心理暗示研究代表人物）

　　当你读到这里的时候，你可能已经在脑海中想过好几次这个问题了：讲的内容都很好，但作者到底什么时候才能真正开始讲催眠呢？那么我要反问一句：到目前为止，催眠有什么问题吗？

　　到目前为止，我向你们展示的那些用于让思维停止、进入冥想状态的练习，主要是基于对自己身体的集中观察，比如此前介绍的呼吸循环练习；或者是通过一种活动，让思想忙碌起来，使它无法进行非生产性的思维运转（即胡思乱想）。例如此前介绍过的心流入门练习，以及关于低声哼唱、咒语和曼陀罗的介绍。其他练习与有意识的注意力转移相结合，如停车标志练习。尽管在这些练习中，没有人在倒计时，摆动钟摆或打响指，但它们都是让自己进入催眠状态的极好方法，而且是完全"真实的"催眠状态。

　　很多人认为，"真正的催眠方法"是催眠师借助暗示，将催眠对象一步步引入催眠状态的方法。这也是我在舞台表演时所采用的方法，包括我用来引导催眠对象进入催眠状态的幻想旅行，也属于这一类别。这一做法的特征是使用像"你陷得越来越深"或者"你变得越来越轻"等表达。你已经在本书前面部分见过这种催眠的类型，例如前面介绍的让手脚变热的练习，以及手指磁铁的练习。

在发出旨在解决某个特定问题的暗示之前，为了创造催眠状态而使用暗示，这种行为可以称之为催眠引导，这个概念来自拉丁语。催眠状态可以通过不断深化的暗示，有意识、有针对性延长和强化。这样你的个人暗示就可以对你的潜意识施加更长久、更强烈的影响。你也可以创建一些无压力的舒适区，当你心情不好的时候、伤心的时候或者想补充体力的时候，你都可以随时回到那里去。这些舒适区有一个类似于符号的功能，你可以把你的暗示融入进去。

快速经典：万能博士的催眠引导法

这种可能是最著名也是最简单、操作起来如闪电般快速且已经过千百万次测试的催眠引导法是由一位名叫大卫·埃尔曼的催眠师在20世纪50年代发明的。埃尔曼小时候曾见过一位催眠师通过催眠使他那患癌症的父亲摆脱了无法忍受的痛苦。从那一刻起，他就被催眠迷住了。

大卫·埃尔曼和我有很多相似之处。和我一样，他也是从年轻时期就开始帮助他的朋友们进入催眠状态。他也在舞台上进行催眠表演。不同的是，我既不是音乐家也不是作曲家，也没有在电台节目做主持人，而埃尔曼毕生都在做这些工作。但最重要的是，埃尔曼也是一名成功的催眠麻醉师。例如，他教会了牙科医生在工作中使用相应的暗示，这样就不再需要注射麻醉药了。

你在几分钟内就可以学会埃尔曼催眠引导法，然后你就可以立即使用你的个人暗示了。

埃尔曼催眠引导法

闭上眼睛，想象一下，

你眼睛周围所有的微小肌肉正在完全放松，

所有的紧张都正在离开肌肉，

沉浸在这个想象中，

你眼睛周围的肌肉现在最大限度地放松了，

放松得让你都睁不开眼睛，

你马上就可以尝试，

让无限放松的想法扩展开来，

现在，试着抬起眼睑。

觉得难以置信吧？但这真真切切地发生了：现在应该是无法抬起眼皮的。这表明，你已经进入了催眠状态，这时候正是把你的暗示可视化的最佳时机。这个催眠引导法如此快而有效，是因为它将潜意识带入了一个积极的期望中。既然你所说的一切在这个催眠引导过程中都已经应验了，那么潜意识就会认为：哦，现在说的话都不是什么理论概念，都是事实。所以我得好好注意。而意识也认为：哦，说的所有都是事实，所以我不需要去干预，不需要去阻止什么不靠谱的想法。

如果你害怕你再也睁不开眼睛了，别惊慌！只要想象一下，你眼睛周围的肌肉恢复了力量和张力，你就能立刻再次抬起眼睑。别忘了，是你自己的想象力决定了这里发生的事情，和其他人其他事都没关系。它给你一个令人印象深刻的证明：你所想象的一切都将成为现实。你的身体服从你的言语。你知道你有多强大吗？这也意味着，在紧急情况下，你会马上睁开眼睛，我保证！

幻想之旅

埃尔曼催眠引导法属于"简单明了"的类型。与我们接下来给大家介绍的训练方法不同，它的行为就像是在水疗中心洗了个清爽的热水澡。我现在给你们看的幻想之旅是多功能的。它非常适合缓解压力，它也会在你情绪不佳的时候、感觉沮丧的时候帮忙。它会在你疲惫不堪的时候为你迅速带来新的能量，而且总能给你带来良好的心情。它也适合与个体化的暗示结合起来使用，并根据具体需要设计合适的方法。

下面这个训练方式的脚本内容比较长，如果你不是记忆大师的话，就没必要把它一下子记住。这没关系，你不需要把它背下来，除非你很想去背。背诵是一种被低估的行为。对脚本内容的深入研究是一种超级训练，也是一种极好的可视化方式。如果你能背出一些东西，你将获得与念咒语相同的效果：你的大脑中只有背熟的内容，所有其他的想法都没有立足之地。你可以达到百分之百的专注。更重要的是，你的大脑会因为你的学习效果给予你多巴胺的奖励，这相当于一石二鸟。

不过，你也可以用更方便的方式来使用以下脚本。建议采用这样一种幻想之旅：以缓慢的速度朗读并录制下来，然后闭着眼睛用耳机听。在录制的时候，尽量把所有的内容都想象成图像。

只有这样，你才能有足够的时间休息。不要说得太快。当你听的时候，你必须习惯自己的声音，这是每个人都要做到的。如果你每次听到自己的声音时内心都在纠结，那就花点时间先听一会录音，适应一下。几分钟之后，感觉就不会那么奇怪了。或者，你也可以让别人给你读脚本。

但是，在一个轻松的时刻阅读脚本也是完全可以的。在这种情况下，你最好逐节阅读，每读完一节后，闭上眼睛，想象你刚才所读的内容。这种做法的效果是显而易见的。你会发现：你阅读的所有内容都留下了痕迹！

天梯

舒服地坐下来，
手放在大腿上，
上身放松，
闭上眼睛，
保持紧闭，
用鼻子深吸一口气，
用嘴呼气放松，
再次用鼻子吸气，
用嘴呼气放松。
你正处在大自然中，
在一个你感觉很好，很漂亮的地方，
（你可以根据自己的喜好设计这个地方，它可以是一个幻想的地

方，也可以是一个真实的地方，在那里你总是感觉很好，重要的是这
种感觉，而不是你周围的风景！）

　　这种幸福感充满了你的身体，

　　请专注于这种美好的感觉，

　　随着我说的每一句话，

　　随着你听到的每一个声音，

　　你越来越放松，

　　你在这种放松中越陷越深，

　　完全放松，

　　越来越深。

　　现在，你的面前有一个楼梯，

　　它是用漂亮的木头做的，

　　这楼梯通往上面，

　　直通天空，

　　一直向上，穿过云层，

　　看不到尽头，

　　它在高高的天空中继续上升。

　　现在我要你踏上第一级台阶，

　　当你这样做的时候，你会感觉更舒服，

　　随着踏上第二级台阶，你的幸福感继续增加，

　　你会感到更加放松，

　　快乐遍布你的全身。

　　那是幸福的感觉，

　　再上一级，

这种感觉变得更加强烈，

你享受这一刻，

你继续攀登下一级台阶，

你走得越高，

就越觉得步履轻松，

心情也越愉快，越美丽。

你一直往上走，

以你自己的节奏，

以你自己的速度，

每上一级台阶，

你就感觉自己越来越好，

你越走越高，

向着天空，

越来越轻松，

越来越舒服，

当你拾级而上，享受越来越多的乐趣时，微笑慢慢地涌上你的嘴唇，

越来越轻松，

越走越高，

你快走到顶了，

现在，你已经在楼梯的最高处了，

你从上面俯视天空，内心满满的安全感，满满的放松。

突然，你看到自己的上面，有两只大而温柔的手从天空中飘过来，

越来越近，

他们合拢在一起，

邀请你，

坐到上面去，

坐到这两只手的上面去，

你坐了上去，

感觉到了这双手的能量，

这双手，

这双温柔的手的能量，

它们流过你，流遍你的全身，

一切都在远离你，你放开了一切，

你可以享受这种能量，

干脆放开，

让这双手来托着你，

感受这种轻松，

享受这一刻。

（你可以在这里加入你的个人暗示。在本例中，你可以将这个句子添加到脚本中：你现在所计划做的一切都会轻松实现。）

慢慢地，

你坐在那双手上，

感受着它们的能量，

现在，这双手把你往下放，

慢慢地，

越来越低，

你感受着一种温柔，

一种安宁，

从这双手散发出来，

你继续往下飘浮，

完全放松，

慢慢地，这双手将你又放回到地面，

你感到完全放松，

充满活力，完全恢复。

从这一刻起，

当你需要休息时，当你需要能量时，

当你需要力量，或者当你只是想放手时，

你每次都可以，

回到这个地方，

到这个楼梯，

你可以慢慢爬上这漂亮的楼梯，

然后让那双手把你送下来，感受能量，

充满你的全身，

慢慢地，那双手将你放下，再慢慢地收回去，

它们轻轻地抚摸你的背，

你又感受到了那种能量，

然后它们退回空中，

和你道别，

我现在数到五，

等我说到五的时候，你睁开眼睛，回到此时此地，

感觉经过了休息放松，充满活力。

一，深吸气，

让全身充满氧气，

二，让脉搏和血压恢复正常，

三，再次深吸气，

让冰冷清澈的泉水流过你的全身，

四，你越升越高，

变得越来越轻，

你马上就要睁开眼睛，回到此时此地，

你感觉非常舒适，

完全休息，完全放松，

五，睁开眼睛，伸展四肢。

回来了。怎么样？这次小小的旅行是什么感觉？如果你是用的录音并播放的方式，那么你可能已经完全沉浸在你对天梯的憧憬中了。然而，你身体中有意识的一部分还是注意到了，你还是在你原来的位置上。你坐在家里的沙发上，同时也走上了天梯。你的处境没有变化，只是延伸到了另一个维度。

在自我催眠中，你会引导自己进入高度暗示的领域。在这个过程中，你的头脑是清醒的，潜意识也是清醒的，但是你的身体处于深度放松状态，就像在睡眠中一样，但并未真正睡着。当我们睡觉时，我们让潜意识与我们在梦中进行交流。通常，我们无法控制自己的梦（一个例外是所谓的清醒梦。这是一种训练，让你可以介入梦的治疗。但这又是另一个话题了）。但是，在自我催眠中，我们仍然有足够的意识采取行动，以至于我们可以给自己暗示。我们在更深层次是完全清醒的。

成为你自己的舞台设计师和定位侦察员

也许你对这样一个复杂的脚本还有疑问，也许你不确定你做的每件事都是对的。那么，让我向你们保证：这里没有"对"，也没有"错"。只有"练习过"和"还没有练习过"。你不必看电影般的图像，在这个过程中，你的感觉至关重要。此外，并非每种可视化效果都适合所有人。有些人借助于篇幅长而富有想象力的脚本放松效果最好，而另一些人则很难快速想象出楼梯。他们会纠结于这个不重要的细节，从而失去注意力。

在这种情况下，救急的方法不是拼命地尝试在你的脑海中看到天梯的图像，而是简单地去想"楼梯"一词（或任何和楼梯有关系的词）。此外，先做一些简单的脚本练习也是有用的，例如做埃尔曼催眠引导练习并立即提出你的建议。但是从长远来看，这样做会限制自己。一个很好的办法是平静地设计一个幻想之旅的脚本，然后像舞台设计师那样，有意识地构建它的场景。例如，可以使用一个已知的楼梯。如果找不到合适的楼梯，可以寻找理想的楼梯。可以采用拍照、画草图等一切可能的方式。你还可以好好考虑，在大自然中的什么地方放松效果最佳。一旦你的"电影素材集"建立起来，你就无法再将这些细节从基本要素上转移了，相反，它们还会为你提供支持。

如果你已经研究了催眠和催眠脚本有一段时间了，你无论如何都会注意到，某些主题总是反复出现。例如，你经常被要求想象大自然中的一个美丽地方。在其他的脚本中可能会让你想象一个让你觉得特别舒适或者感觉到特别安全的房间。在催眠治疗中，这就是所谓的"安全空间"。

将这些地方尽可能想象的生动形象一点是有好处的，这样你的潜意识就能立刻将一种愉快的感觉与之联系起来。你要么在想象中勾画出这样的地方，要么像电影剧组里的采景人一样，在现实中寻找。在你感觉特别舒服的地方，放个记号。具体做法我马上说明。

这个地方可能是你家附近的一个水疗中心，里面有一个特别舒适的休憩空间。也可能是一家带有舒适壁炉室的餐厅。或者是你熟悉的公园里的一处特别漂亮的地方、树林中一片美丽的空地、湖边的一张长椅或者图书馆的一间阅览室。

即便你已经设计好了你的安全空间，或者你在大自然中的舒适空间，它们也并未最终确定。你还可以不断回头检查。例如，如果你突然发现某个颜色的花瓶让你太紧张了，那就把它拿走吧。你可以把这一切想象成一个儿童游戏，因为这本来就是一个游戏。

用视角的变化来训练你的大脑

如果你仍然不确定催眠应该是什么样的感觉，那么下一个练习可能会对你有所帮助。要想逐渐培养自我催眠所需的安全感，就要尽可能多地尝试各种方法。这样你的大脑就能适应新的思维方式了。就像你会使用不同的方式来锻炼肌肉，而不是总使用同一件健身器材一样，这样肌肉才会变得灵活。我们在这个练习中使用了一个很好的技巧，这一技巧先前已在许多治疗性催眠剧本

中使用过，并且你在前面已经接触过，就是我们在介绍"设计你
成功过程的电影"时所用的技巧：从外部观察自己。在这种情况
下，你看到的不是目标达成时的自己，而是在一面想象中的镜子
里看到正在做自我催眠练习的自己。这是一种特别的转换。

　　按照你自己的时间，自己的节奏做这个练习。我建议你在此
之前先做几遍之前介绍的心流入门练习。通过从外部观察自己，
你还可以在学习过程中添加另一个维度：

> 闭上眼睛，
>
> 想象一下，你坐在镜子前，
>
> 你看到自己正在放松，越来越放松，
>
> 你在看着，看放松的过程是如何发生的，
>
> 看着你沉浸在放松中。

　　躺着做这个可视化练习也可以很好地帮助你入睡。通过在想
象中从外部观察自己的身体，对很多人来说更容易放松，因为这
样就不必去感受一些不太寻常的东西。但正因为如此，你的系
统——即潜意识、意识和身体的整体——正在培养一种自我催眠
的感觉。不过，在我的研讨课上，也总是有一两个人无法做到
这一点，在"镜子"里观察自己。如果你在这方面也有困难，只
要试着在你的想象中远离镜子一点就行了，或者让催眠师代替镜
子，引导你放松。

使周围的干扰成为帮手

在做本书所介绍的练习时，最好找个安静的环境。但有时这是不可能的。例如：房子前面有一个建筑工地，邻居家在装修，附近车来车往，或者你伴侣的呼噜正打得震天响。你可能注意到天梯练习的脚本中有这么一段：

> 随着我说的每一句话，
> 随着你听到的每一个声音，
> 你越来越放松
> ……

这里应用的是一种简单但非常有效的技术，它不仅接受外界的情况，而且将其引入催眠过程并加以利用。因此，噪音突然不再是干扰，而产生了相反的效果：它加深了催眠的放松。当我十几岁的时候，我经常在吵闹的餐馆或酒吧里催眠别人。如果不是靠着这个技术，那是不可能的。这就像是亚洲武术，在大多数战斗技能中，利用的是攻击者的能量，而不是使用自己的力量。例如在表现中可能是你在攻击者下面躲开或闪避到一边。

如果你想凭借精神力量不去理会这些噪音，那你只会把注意力集中在它上面，让它变得更响、更烦人。这就像是你拼尽全力避免去想比萨斜塔，肯定不能使你放松。但是，如果你接受噪音并使其成为帮手，那它就会成为放松的触发剂，不会让你过多地关注它本身。如果你在放松过程中被太多的光线所干扰，也可以执行同样的操作，例如，当你正坐在明亮的候诊室或在牙医的椅子上等待治疗时。在这种情况下，你可以说：

> 看到的光越多，
>
> 放松的程度就越深。

到你的锚点——你喜欢的地方去

自我催眠之父埃米尔·库埃塑造了这样一种暗示："随着一天天过去，我在各个方面都感觉越来越好。"这是一个非常聪明的表达方式。如果你不能马上想到一个暗示，那就从库埃的经典催眠引导法开始，这样你就不会做错什么。暗示可以涵盖生活的各个方面。当然，这对我们每个人来说都意味着不同的东西，这正是普遍的适用性和创造性所在。另一方面，"越来越好"一词说起来很顺畅，这在很大程度上证实了它的有效性：哪怕是一点点的改善都证实了暗示的有效性。这意味着，随着一天天过去，暗示的效果也越来越好，无限循环下去。

此外，这个暗示中有一个非常不显眼的东西：一个锚点。你注意到了吗？没错，这个锚点就是"随着一天天过去"。有意识加入的触发刺激被称为锚点，它指示潜意识立即启动某种行为。然而，大多数的触发刺激我们都没意识到。正如我们在第3章中所看到的那样，它们控制着我们日常生活中的习惯和自动行动。这可能只是一种疲劳感或者无聊感，这时候，有人可能会点燃一根香烟，有人可能会倒一杯伯爵格雷，有人可能会做呼吸练习。

库埃选择的"随着一天天过去，我感觉越来越好"这一表达方式，又一次表现了他高超的心理技巧。由于时间是在没有我们干预的情况下自动产生的，所以这个锚点是自己产生的，甚至不必故意抛出它来激活暗示的内容。可以肯定的是，"一天天"这个锚点并不像催眠中使用的许多锚点那样具有感官吸引力。然而，与此直接相关的是：当白天来临时，天就亮了，这已经是一种刺激了。每天早上，你睁开眼睛，伸展身体，可能会泡一杯咖啡。也许你每天都会在街角的面包店买一份酥酥的羊角面包，在旁边的报刊亭买一份散发着油墨香的日报。黎明对几乎所有的人来说，都伴随着不断重复的感性小行为，比一天中的任何其他时间都要强烈得多。所有这些刺激都能激活库埃的暗示。根据相似的原则，你可以做一个练习，在练习中，将你的名字和一个积极的暗示关联起来，这样你的名字就会成为一个锚点，因为你会不断见到自己的名字。

锚点是快速进入美好感觉的通道

第3章讲述的是我所谓的"自然锚点"，即声音或气味等感官标记，可以唤起美好的回忆。严格来说，这并不是真正的锚点，而是美好经历的副产品，后来又成为锚点。真正的锚点是从一开始就有意识地选择和加强的。

锚点是一种很棒的工具，它给你提供了一条捷径，让你有意识地、最重要的是可以快速地重现一种理想的状态。这并不难。

例如，通过"锚定"，我开发了一种闪电冥想，这种冥想可以在时间紧迫的情况下，例如在演出前，几分钟内就会产生长时间冥想的那种明显效果。

这听起来像是节省时间的绝招。但是，如果你希望我现在能教你如何在几分钟内像一个西藏喇嘛一样冥想，而之前又没做过，那么我就不得不让你失望了。为了让我的闪电冥想发挥作用，我实际上已经冥想了很多次，每次都花一个小时或更长的时间。我想象着一个白板，它吸收了所有的想法。一旦我感到完全放空思维并放松身心，我就会将右手的手指捏在一起。当我今天做这个简单的手势时，就会在我的潜意识中放置一个开关，以最快的方式重建舒缓的冥想感。这样就可以节省很多以前必须得投入的时间了。你会再次看到：催眠是一个学习的过程，所以无法绕开它。

最棒的是，你可以为我之前介绍给你的每个练习设定锚点。这样你就可以一直重温你的练习。你可以重新审视你的最爱，将它们与不同的信号关联起来。

例如，气味就非常适合作为信号，因为我们的嗅觉与边缘系统直接相关，因此也与我们的情绪直接相关。但是要注意，这种气味不会经常出现在你的周围，例如你或者办公室的同事每天使用的香水就不合适，那样会冲淡效果。气味必须明确地与某种催眠状态相关联。纯天然精油很好用，因为有无数种类。你可以在练习时使用香薰灯，然后将这种精油一直带在身上。如果你想在旅途中重建这种状态，只需在手腕上滴上几滴。通过选择精油，你还可以增强你计划的效果。通常柑橘类的香气，例如葡萄柚，香柠檬或橙子，以及浓郁的依兰花香香水可以增强心情。薰衣草和罗勒能够令人放松。后者也具有抗抑郁的作用。檀香和天竺葵可以舒缓并消除恐惧。

你也可以用音乐作为锚，比如一首特定的乐曲。不过，练习的时候要小心，音乐可能会使你分心。如果你突然跟着大声唱起来，或者思考歌词，从逻辑上讲，这会适得其反的。最适合作为锚点的是安静的乐曲，但播放的声音不能太大。你可以根据个人喜好选择古典乐、爵士乐，甚至电子乐。当然，也有专门的冥想音乐，比如潺潺的溪水声、海浪的声音，或者专门为冥想而演奏的音乐。不过，在你买这种音乐光盘之前，一定要试听一下，确认这是你喜欢的音乐才行。

你也可以像我在闪电冥想中一样，把一只手的所有手指都捏在一起。你可以用每个手指分别与拇指相压，给它们分配不同的状态。这样做的好处是：因为你的手总是长在自己身上，你就不需要考虑添加任何东西。但是，你也可以通过咬你的嘴唇来进行锚定，这样你就不需要再依靠你的手，即使在骑自行车或切蔬菜的时候，你也可以借助锚点来调用之前保存下来的感觉。在这方面，你的创造力是无限的。

但一定要注意：每个状态只能与一个锚点相关联，并且不要经常变化。只有这样，你的潜意识才能记住与信号关联的内容。如果要执行更多操作，可以同时应用两个甚至三个锚点。在这种情况下，请确保这几个锚点中的每一个都对应不同的感觉。例如，可以选择一种香味作为第一锚点，选择某个手指与拇指的按压作为第二锚点，选择一段音乐作为第三锚点。这样就可以将理想状态与大脑的不同区域联系起来，从而使记忆更加持久，并加强神经网络。

> 一个锚点好，两个更好。
>
> 米哈伊尔·戈尔巴乔夫（苏联领导人）

作为生活中各种情况紧急药物的锚点

另一种使用锚点的好方法是有针对性地寻找实际的美好体验，将锚点定在舒适感的顶峰。例如，在性高潮后的舒缓放松过程中，可以用手指做一个"O"形。同样，下锚的时间也可以选择躺在浴缸里放松的时候、蒸桑拿的时候、坐过山车的时候、做背部按摩的时候、在一家很棒的餐厅吃晚饭的时候、在树林里放松散步的时候、度假时漫步海边的时候或者在柔软沙滩上躺着的时候。有无穷的下锚节点。

重要的是：要想使一次经历真正持久，你必须有机会以同样或至少非常相似的方式体验几次。独特的经历必须是非常情绪化的，只有这样你才能利用锚点把它调取出来。

一旦你建立了这样的锚点，它们就会非常耐用，还能使天梯那样的幻想之旅变得更有效。如果你需要快速振作起来，你也可以使用它。因为在门外，十一月的天气阴沉，细雨蒙蒙，下一个假期还不知何时才能到来。这样，你的锚点就会成为生活中各种情况的紧急药物。

神奇的朋友锚

　　我自己在每次舞台演出或者录制电视节目时，都会使用一个锚点。这个锚可以很快地实施，可以在几秒钟内消除怯场，在与其他人打交道时，它也会抵消各种不安全感。害羞的人尤其能够从中受益，因为这个锚可以帮助他们毫无畏惧地走向陌生人。它可以帮助单身人士在俱乐部或咖啡馆里结识朋友。它可以让人在面试或聚会上闲聊时具有安全感。不仅如此，有了这个锚，你就可以增加你的受欢迎程度，甚至可以大大提高你在职业上的成功。

　　这个锚点的基本思想是：即使是面对陌生人，也最好能总像面对一个认识并且喜欢了很久的人，例如你最好的朋友、你的伴侣或者一个孩子一样，去和他打招呼。重要的是，你对这个人要怀有积极和仁慈的感觉。

> 闭上眼睛，
> 好好想想那个你认识并且喜欢了很久的人，
> 感受你对这个人的感觉，
> 慢慢来，
> 看看这个人，
> 拥抱他（或她），
> 沉浸在积极和仁慈的感觉中，
> 现在搓搓手。

　　你在做此练习前不必进行放松练习，但是要连续至少三天，每天三遍重复此练习。与所有其他练习一样，如果你先做放松练习或先做埃尔曼催眠引导练习，它也会产生更持久的效果。

　　如果你日后与某人接触，请在打招呼前短暂地搓一下手，再想一下那个你喜欢的人。你会立即发现，对方就像对待老朋友一样向你问好。你通过这项练习获得的积极和温暖的魅力几乎令人无法抗拒。当我上台时，我会觉得，下面的观众都是我最好的朋友。另一方面，短时间搓手看起来也非常轻松和自信，并解决了不知手往何处放的问题。我们会在电视、电影上或日常生活中看到，很多主持人或者大人物经常采用这个手势，这不是没有理由的。

第二部分

恭喜你！读到这里，你应该已经熟悉自我催眠的基础知识了！本书的第二部分讨论的是特定的问题或具体的生活领域。从缺乏自信、焦虑、压力到睡眠问题。这一部分比以往更加强调催眠提示、技巧、仪式和练习以及各个领域的特点。

虽然我不再在个别练习中明确提及它，但我建议你，事先使用你在第一部分中学到的放松方法或引导方法之一。这样练习的效果会好得多。

在你开始之前，我想和你一起进行一次奇幻之旅，这将使你意识到自己是生活的创造者！是你自己而不是其他任何人在决定你的生活！你有各种机会随时改变自己的生活！

每当你觉得自己在原地踏步，被外部因素左右，或者陷入困境时，都可以做这个可视化练习。它可以帮助你谨慎处事，让你清楚地看到到底哪里不对劲，你想改变什么，你可以改变什么。这种可视化的效果就像一个重置按钮，但它只会删除你想删除的东西。

这次奇幻之旅不仅会帮助你理解理论，而且会让你感觉到，你可以随时更改所有的内容或仅做一些更改！然后呢？然后就做吧！

你就是你想要的：玻璃容器

闭上眼睛，

放松全身，

专心听我的声音，

想象一下我现在所说的话。

想象一下，一个透明的容器正飘浮在你面前的空中，

仔细看着它，

你看，它是多么的清澈透明，你可以看到一切，

你现在就要往里面放东西。

在这个容器里，你看到了一道极美的紫色灯光，

在容器里慢慢地、稳稳地飘浮着，

把注意力放在这美丽的灯光上，

感受它舒适的温暖，

这个景色让你的眼睛感到舒适。

现在，我要你把你自己的名字，

它对你意味着的一切，

与你名字相关联的一切，

每一种感觉，

都放到容器里。

你看，你的名字正和那道紫色灯光结合在一起，

它随着灯光，在容器里飘浮着。

现在，把你的衣服，

你衣橱里的所有衣服，

你正穿着的衣服，

都放到容器里，

把你的发型，你的造型，

你的整个外表，

与你的外表相关的一切，

别人想要展示的所有关于你的内容，

对你和别人来说所有重要的东西，

都放到容器中。

你看，容器中的一切都和那道紫色的灯光结合在一起，

变成了一个整体，慢慢地，轻轻地，飘浮着。

现在，把你的家具、你的公寓、你的整个房子，

都放到容器中，

一切都在紫色的灯光中飘浮。

把你拥有的一切都打个包，

放进容器里，

你的电话，

你所有的承诺，

你的职业，

你对自己的所有想法，

所有期望，

你的思想，

都放到容器中。

你脑子里的声音告诉你，

什么是对的，什么是错的，

你该做什么，该说什么，

把你所有的个性都放到容器中，

你所有的梦想，

你的噩梦和恐惧，

你的信仰，

你对上帝的信仰，

你的宗教信仰，

你的政治观点，

你对金钱重要性的看法，

对做男人做女人意味着什么的看法，

把所有东西都放进容器中，

在那里，一切都与美丽的紫色灯光结合在一起。

把任何怀疑，

所有的评价，

追求完美的感觉，

不能犯错的感觉，

你的想法，

你的目标和愿望，

各种社会关系，

你的性格，

你的向往，

你的不能辜负自己的想法，

所有你的担忧，

都打包起来，

放到容器中。

把你想摆脱、想甩掉的，

每个东西，

每件事情，

和它们相关联的各种感觉，

都放到容器中。

现在，所有这些东西都飘浮在这个容器里，

与美丽的紫色灯光结合在一起，

再好好梳理一下你的生活，

把所有你应该忘记的东西，

你赤裸的身体，

你所有的想法，

都放到容器中，

一切都聚集在晶莹的容器里，飘浮在美丽的紫色灯光中。

现在你会发现，

你的自我并不在这个容器里，

你从外面看着这个容器，

你创造了容器里的一切，

但你自己并不在这个容器里，

因为你正从外面看着这个容器。

现在，用一个大瓶盖封住容器，

把它放在某个你选择的地方，

一个你可以随时去的地方，

你可以自由地从这个容器里取出什么，

或者你也可以干脆拿起这个容器，

把一切都扔掉，

或者你也可以利用这个机会，

一切都从头再来，

这是你自己的选择，

永远都是你自己的选择，

你有绝对的控制权，

因为容器里的东西不是你，

而都是由你决定的，

你从外面看这个容器，

清楚，自由，

现在，睁开眼睛，

欢迎回到现在！

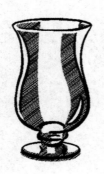

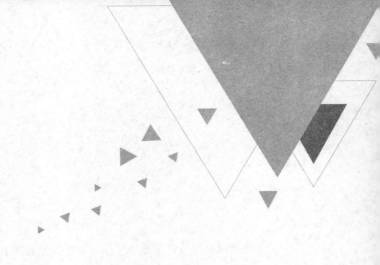

Chapter **11** >>>
使用维京人的策略补充能量：
如何学着信任自己，以便实现自己想要的成果

如果不去实践，那么理论上一切都是不可能的。

罗伯特·海因莱因（美国科幻小说家）

既然你已经确定了你的目标，表达了你的暗示，并练习了不同的放松和加深技巧，那么按道理你的计划就不应该再有任何障碍了。

如果你觉得自己还在原地踏步，那么你可能仍然缺少一个重要的因素：自信。自信就像是将你的计划结合在一起的黏合剂。只有对自己有信心的人才不会对新做的事情的每一步产生怀疑。相反，那些总在问"这些技巧真的有用吗"或者说"是的，这对其他人来说可能有用，但我也能这样吗"的人，会不断把注意力转移回消极的事情上，而他们原本是想避开这些消极的事情的。

如果把你的计划看作一辆车，以这种方式你会停下来，重新启动，再停下来，再重新启动……如果你有一辆车，经常在市区开车或者经常遇到交通堵塞的话，你会发现这样的开车方式会造成大量的燃料消耗。同样，如果你也以这样的方式朝着你的目标前进，你所有的精力都会以创纪录的速度消耗掉。很快你的能量就会耗尽停下来。相反，自信可以润滑动机的马达，给要做的事情足够的动力，使它成为一个永久性的新习惯。

幸运的是，我有个好消息要告诉你：可以简单快捷地提高自信心！

在篝火上宣誓——维京人的策略

古代维京人有一种仪式：在战士们上战场之前，他们会聚集在篝火旁，每个战士都要轮流走出来，庄严地站到队伍前。然后，他要先讲述他的祖先所取得的伟大成就以及所赢得的胜利，这样他就可以赢得战友们的欢呼和支持。接着他要讲述他自己迄今所做的伟大工作，这同样也会获得战友们的欢呼鼓励。最后，他以他的祖先和生命起誓，在即将到来的战斗中，他也会拼尽全力，为部队赢得荣誉，战友们同样欢呼支持。每个战士都轮流这样做一遍。

这听起来可能有点粗野，但这是一个很好的例子，说明如何有针对性地极大提高自信和自我激励。

让我们详细了解一下维京人这样做取得了什么效果：演讲迫使战士们把注意力放在迄今取得的成就上。我们之前讲过：这样可以处理大脑中的记忆痕迹，强化积极记忆的神经连接，削弱那些不太好的记忆的影响。

这个仪式还意味着，那些维京战士并不仅仅是简单地列出这些成就。他们是带着很多情感来传达它们的，强调它们的。这种态度，再加上战友们的热情鼓励，进一步强化了这种效果，因为即使是在第一眼就产生的情感，也会使记忆变得特别持久。回想一下第2章中介绍的胜利者姿势，这样的情感演讲基本和胜利者姿势没什么区别，都充满了鼓舞人心的内容。不管维京战士自己的行为和他们祖先的行为是否真的像他们讲述的那么伟大，其实并不重要：他们只是做出这种样子，让他们自己相信这是真的，这才是最重要的。他们以此为自己和部队设置了非常有效的成功暗示。通过最后的起誓，他们对所有在场的人承诺，要真的去努力实现设置的目标，这是实现目标的一个非常好的前提。

通过这种仪式，团队精神、凝聚力和无条件的意志得以发扬光大。要想在战场上获胜，没有比这更好的前提了。但这种策略不一定只适合战斗。

细微差异决定了成败

从事像足球这样的团队运动的人都知道，对每一个球员来说，相信自己和球队会取得成功是多么重要。只有这样，一个团队才能充分集中精力，并在战略上相互配合，在不忽略防守的情况下勇往直前。只有这样，每个球员才能发挥出最大作用，头脑清醒，反应迅速。

读过我以前写的书的人都知道，我是如何在一场决定性的比赛前，通过催眠预言，将我最喜爱的球队——门兴格拉德巴赫队在经历了一个灾难性的赛季后推向胜利的。这里我再简单地讲述一下这个故事，因为它很好地展现了暗示的力量。事实上，我所做的很简单，就是设置一个暗示，并增强了球队对实现这一暗示的信心：我穿着"神奇"的舞台表演服，在赛前向球队宣布，在这一天，我将把我的运气交给他们，这样他们就能赢得这场至关重要的比赛。

仅此而已。

但也已然不少。

我还用这种方式给球队送花，在送花的时候简单地暗示说："你们今天会赢。"这时，对于正在倾听的对手球队来说，暗示就变成了："你们今天会输。"这一互补预言的削弱力量也不可低估。然后我召唤球迷们集中能量，把他们的能量送到球场上。在这种情况下，暗示就是："劲儿往一处使，你们就是强大的。"事实是令人难以置信的。与人们的预期相反，门兴格拉德巴赫队获胜了，我被誉为英雄。输了比赛的汉堡队感到不公平，说我对门兴格拉德巴赫队施了咒语。汉堡队想雇佣我，让我在他们的下一场比赛时也帮他们做同样的事。这一切真的不是巫术。我所做的就是用一种催眠的，也就是潜意识的有效方式来增强团队本身的信心，使得团队变得更强大了。这只是纯粹的应用心理学而已。

当然，这样的做法也是有局限的。我无法让一支联赛球队以这种方式战胜国家队。但是，如果有两支球队，他们在身体力量和能力上都处于非常相似的水平，那么相信自己的那一队就会赢。这个信念是取得胜利的决定性因素。如果某支球队的先决条件明显差一些，那么就可以通过一个强大的暗示弥补这一缺陷，让他们可以在赛场上与实力较强的球队势均力敌地竞争。

你可以利用这些机制轻松地获得更多的自信心，激励自己，在这个过程中，完全不需要维京战士那些战友的欢呼鼓励和粉丝的加油呐喊。如果你已经设定了一个目标，但仍对此事不太有信心或进展不佳，下面的练习可能会为你提供补救方法，前提是，你要每天都做。

镜前承诺

　　要完成这个仪式，你需要一个漂亮的本子，每天晚上你都要把一天中做成功的每一件事写下来（我知道，我在书中不停地强调，说应该用手写下一些东西。这不是为了约束你，也不是因为我对电脑有任何不满，而是因为如果你想要积极激励自己，用手写是很有用的。手写的内容会记得更牢固）。问问你自己：今天进展如何？我在哪些方面取得了进展？我做成了什么？这里和前面第3章所讲的"美好时刻日记"不同，那里写的是美好的时刻，而这里写的是真正的成功，也就是你通过自己的行动所取得的成就。在这个过程中，不要觉得某些事情太小，不值一提。只要朝着一个目标前进，哪怕进展的速度像蜗牛爬一般，也是可以的。速度并不重要，重要的是方向！

　　第二天早上，把这个本子再拿出来。阅读你前一天所列举的成功事件，挑出其中最重要的三个。现在，做一个小的演讲，不是像维京战士一样在战友们面前，而是在你自己面前，在镜子前做。首先，做好胜利者姿势，让自己融入其中。这样你就会自动举起手来打开你的身体。这是给你的潜意识发出的一个重要的信号。你可能会觉得有点疯狂，但很快就会过去的。看着自己的眼睛，向自己保证：要全力以赴，重复这些成功，坚定不移地朝着目标前进。你会发现这个小小的仪式可以在很短的时间内给你的计划带来巨大的动力。

自信的陷阱：不公平的比较

第2章讨论了一个榜样如何帮助我们达到目标，以及如何引导和激励我们效法他。所以，给自己找个好的榜样，也是一个很好的办法。

但你的自信也可能会掉入一个陷阱：你可能会想与你的榜样进行比较。不管你想做什么，这对你的计划来说都是毒药。无论你是想从事艺术事业、学习一种乐器、想减肥，还是有其他的想法。你要知道，你的榜样已经达到你想去实现的目标了。那是遥远地平线上的远程目标，是一个里程碑。你的榜样也是花了很多时间才到达那里的。

我再强调一遍：你无法通过传送器跳过通往目标的道路，即便我们在选秀类的节目中看到过这样的例子。乍一看，那些获奖者似乎可以跳过通往成功的道路而直达终点。虽然这些"明星"一夜成名，但如果你仔细看看，你很快就会发现，他们正在为他们的"荣誉"付出高昂的代价：尽管他们走得很快，但他们也很快就消失得无影无踪了。很多人的名字都已经再也想不起来了。

选秀出道的明星中也有不少人能够继续顺利发展，但这些人通常在选秀节目中成名之前，都已经为此做了很长时间的准备。他们在获奖或者获胜后，可以回到原来的道路上，继续前进。但如果不是靠自己的力量到达终点，而是从零位置抄近路，就会缺乏经验、工具，甚至缺乏网络。形象地说：自己的准备就像是稳定器和保险绳，既能支撑你爬上山顶，也能让你用两条腿站在地上。

成功是多年积累的结果。这基本和彩票效应相似：赢得巨额资金的人往往很快会花得一干二净，钱似乎从他们手中溜走了。这是因为他们缺乏处理这么多钱的经验。但是，那些逐渐变得富有的人，在学习过程中一步一步积累了这种必要的经验。来自富裕家庭的人从小就会从家里学到相关知识，这也是一步一步积累起来的。最终他们学会了如何处理金钱以及如何让金钱成倍增加。

目标只是时间轴上的一个点

在我的研讨课上，有时会有人抱怨："当读到很多人的推荐信或简历时，总会有种印象：他们特别优秀，做的事情和我不同！"这让人觉得自己渺小、微不足道，他们觉得自己做错了什么。这只是因为他们把自己和他人进行了比较。

但这种印象是对的吗？

让我们仍以简历为例：你通常只看到一个丰富多彩的表面。事实上，只有在事后看来，大多数简历才看起来像是纯粹的成功故事。突然间，所有的东西似乎都聚集到了一个目标上。但这是一种错觉。简历中一般不会列出失败的或者与目前状况不相符的内容。例如，某位崭露头角的时装设计师很可能不会在简历中提到他曾经在垃圾处理中心工作过的经历，但他会把自己在一家著名时装店的实习经历记录在他的个人简历上。

因此，简历只不过是焦点转移的实践而已，是编辑过的记忆，就像维京人的激情演讲。

因此，如果你真的想将自己与自己的榜样进行比较，就请看一下你的榜样在你这个状态时的熟练程度和成功程度。你可以直接询问他（或她）。如果你的榜样是位知名人物，那就想办法弄到他（或她）的传记。等你了解之后，你还是会觉得印象深刻吗？可能不这么觉得了吧，至少在这位榜样诚实说明的情况下是不会这样觉得的。你会看到，甚至你的榜样也是从头开始，从一穷二白开始。也许你仍会说："但是，我的榜样的目标完成速度比我快得多啊"或"但我的榜样在某地和某地都工作过啊"或"但是我已经比我的榜样大二十岁了"。那么我再说一遍：不同人追求相似目标的方式和速度始终是因人而异、有所不同的。这还取决于偶然因素，取决于当时的具体情况，取决于经济状况……

但这一切对你来说都不重要！

决定因素仍然是前进的道路。因为在你走这条路的过程中，你还是要过自己的生活。另外，目标只是时间轴上的一个点，这个点持续不了多久。如果在达到目标时，以及在此之后，你还能记住旅程中的各个阶段中缓慢的攀登，起起落落，为获得最终的回报而付出的努力，那么事情将会有一个截然不同的基础。你可以越来越多地为自己的努力、毅力以及达到的目标而高兴。这些将成为个性的一部分，成为现实。

人们发现，那些什么都能买得起的人，每个愿望都能立马实现的人，付款时的兴奋时间很短。购物狂追求的就是这种短暂的刺激。但是，那些为了购买某个东西，辛辛苦苦用了很长时间攒钱的人，当他们最终能够买下这个东西的时候，他们的快感持续的时间会长得多。因为看到这件刚购置的东西，就会使人想起中间的经历，正是这段经历使得目标变得有价值。总想尽快达到目标的人，往往会错过最重要的东西。

这就像旅行一样。前不久，我坐飞机到斯德哥尔摩参加了一个活动。我到了斯德哥尔摩，赶到酒店，然后去了活动地点。对我来说，斯德哥尔摩和其他大城市一样，没什么区别。而我的一个朋友没乘飞机，坐大巴来的。他到的时候非常放松，非常兴奋地说："瑞典的自然风光，瑞典人真的是太棒了！瑞典是个很赞的国家。"他花了一天的时间才到斯德哥尔摩，而我两个小时就到了。现在你可以说我节省了时间，他浪费了时间。但那不是真的：他看到了这片土地，而我却没有。

距离并不重要，第一步才是最重要的。

德芳侯爵夫人

是做优胜者还是做完成者——成功由你自己来定义

与已经抵达目标的人直接进行比较，对刚开始的人可能会造成特别大的伤害。这样的比较会让人沮丧和灰心。作为一名初学者，还会有很多的潜力和才华，但要像一个有多年经验的人那样优秀还是不可能的。作为一名初学者，摸索着前进，犯了错误，这并不可怕。这是一个不可或缺的学习过程！因为你可以从错误中汲取经验。只有这样才能逐渐建立规程，变得更加安全。

我能给你的最好建议就是：永远只和自己进行比较！个人的

成功与别人的纪录或代表作都没关系。你自己就是标准！只有你才能决定成功的定义！对于Lady Gaga来说，只有进入十强榜单才是成功的，但对于一个刚刚组建乐队的人来说，在青年中心演出已经是巨大的成功了。

在我的一次研讨课上，有一位马拉松运动员告诉我："老师，你知道吗，我不是获胜者，我是完成者。"我觉得这个说法很棒。对他来说，跑马拉松的时候是第一个还是最后一个到达终点，都是完全不重要的。他对我说："我要跑完这场比赛，但我从来不进入红色区域。就我的能源储备而言，我总是保持在绿色区域内。"对他来说，关键是他不会放弃。对他来说，这就是成功。这也是人们对待成功最健康的态度之一。如果一生都是以这种方式度过的，就可以活在当下，尽情享受生活。然而，人们永远都不会冒着筋疲力尽的风险去追求外人所谓的成功，而总是会顺从自己的身体和思想。这就是人们与潜意识和谐相处的方式。

我的生活也是按照这个原则设计的。尽管我有很多巡回演出，有电视表演，要写书，开设研讨课，我还有自己的诊所，但是每当我的直觉告诉我，我正在突破边界，可能很快就会进入红色区域，我就会马上休息。然后我就往回退，取消那些所谓的"重要"日程，好好让精神放松。因此，我永远不会进入红色区域，到了临界点会自动停下。然后我开始做一些不同的事情，与家人、朋友在大自然中度过快乐的时光，并由此获得新的能量。这样我可能没有推进我的事业，但是我一点也不在乎。我只想做我自己喜欢、让我开心的事情。如果我在表面上也取得明显的成功，那将是一个很好的附加作用。如果不是这样，那么对我来说也已

　　经足够了，就像那位马拉松运动员一样，重要的是一直在做。如果不是这样的话，我在很多年前就会放弃了。例如十年前，你是否听说过我的名字？那时我正一步一步地朝着目标努力。

　　正是这一小步一小步，带来了个人的成功，并作为附加作用随之带来了自信。你做一件事的次数越多，你就会觉得自己越有经验，越安全。你在培养直觉，一种不会让人感觉不好的直觉，你可以依靠它，它可以保护你。抄近路和迈大步往往都会产生相反的效果，只会带来短暂的成功和自我怀疑。

耐心带来自信，爱和幽默带来耐心

　　你知道我从年轻时开始，在试验读心术和试验催眠的过程中犯过多少错误吗？你知道我经历过多少次失败的催眠经历，多少次读心术试验在朋友们的笑场声中结束吗？无数次！即使在今天，也总是会遇到各种问题。但这并不重要，生活就是如此。每次我都很高兴，因为我又学到了一些东西。另外我也没有什么终极目标。我总是为自己设定新的阶段性目标，不断前进。我想保持活动的状态，我总想尝试新的东西。

　　想想看：你喜欢那些各方面都很完美、什么都能搞定、总能在最短时期取得最好成绩、最好学位，从来不犯错的人吗？还是觉得那些虽然在某些方面有些不足，但又不会让这些不足影响自己，反而幽默地自嘲的人更讨人喜欢呢？其实这些都是我们经常想起、经常讲述的故事："你还记得某某某是多么的……吗？"幽默地接受生活及生活中不可避免的挫折是一种非常节能和健康的生活方式，也是唯一能让人感到开心和欢喜的生活方式。

但是，如果人们不承认自己可能会出问题，那么在和别人比较时就会造成很大的压力。然后，当事情没有立刻成功时，就会不断对自己说："××也能做到这一点，我为什么就不能做到呢？"然后就会泄气，一蹶不振。就会觉得一切都很艰难，进展太慢了。也许人们也担心其他人，特别是那些被认为是完美的人可能会怎么想。但其实其他人通常都在忙着自己的事。另外，他们的想法与我们的生活也完全无关。每个人都有自己的生活，他们有他们的生活，我们有我们的生活，各负其责。

如果你不想过早地、完全不必要地放弃，那么耐心，特别是对你自己的耐心就是非常重要的。不要总是为了取悦别人而去做什么事情。可以经常想想孩子学走路的情况。孩子不在乎别人怎么想。他不在乎自己比隔壁的孩子走路早还是晚。他之所以去学走路，很简单，因为他很好奇；因为他找到了从更高角度探索世界的新方法，他非常兴奋；因为他是天生的探险家。孩子一开始走得很慢，一步一步，小心翼翼。他摔倒了会站起来，继续尝试，直到他最终学会走路。人们对孩子总是有耐心的。你知道吗，你就是那个学走路的孩子！

拥抱你内心的孩子

你有自己特别喜欢的儿时照片吗？把照片找出来。静静地看着照片里的孩子，曾经的你。想象一下，这是你的孩子。然后闭上眼睛。想象一下，你是如何温柔地拥抱他的。如果事情没有马上做成功，你会怎么安慰他，你会怎么鼓励他继续尝试，你会怎么对他说："你做得很好，要有耐心哦！"当他睁大眼睛看着你的时候，感受一下你对这个小家伙的爱，以及孩子对你的信任。牵着他的手，把他举起来，把他的心压在你的心上，就像第8章所讲的心相印练习一样。沐浴在这种爱和温馨的感觉中。然后，用两个拇指和两个食指比出一颗心的形状，将两对手指牢牢压在一起，设置一个锚点。当你将来对自己不耐烦的时候，当犯了某个错误的时候，当事情做得不顺的时候，你就做出这个心的符号，充满爱意地拥抱你心里的那个孩子。你将看到你是如何利用这种充满爱意的手势来减轻自己生活中的压力，自己是如何变得更理解他人。因为突然间，你在同胞身上也看到了他们曾经是孩子的样子，并且在内心深处仍然如此。

一旦你陷入消极的想法、自我怀疑、自怨自艾、忧虑或沮丧，并威胁要放弃自己的目标，或者只是觉得自己生活中的快乐受到了影响，那么充满爱意地对待你内心的孩子就会对你有所帮助。以下的可视化练习可以加深这一效果，并能有针对性地关注你的负面想法。

思想转换器

找个可以不受干扰地度过几分钟的地方。然后闭上眼睛，有意识地做几次呼吸练习。不是像做思维停止的练习那样，因为要想最终清除你的消极想法，你还要将它们保持一会儿。

现在，将负面想法一一列举。大声对自己说："此时此刻，我在想：……"把负面想法放在要点上。例如："此时此刻，我在想：我有两只左手。"或者："此时此刻，我在想：我什么都做不了。"现在，把这些消极的想法想象成实物。

你说的每一句话都会离开你的嘴、你的思想、你的身体。它不断上升，消失在地平线上。此时此刻，当你说出消极的想法时，它已经飘浮在空中了。

现在，将负面暗示转变成正面暗示。想象一下，你将会对你内心的那个孩子说什么。从"两只左手"变成了"只要慢慢地，一个一个地做，就可以了"，而"什么都做不了"变成了"你可以做成很多很多事情，例如……"。

这些话也变成了实物。它们出现在地平线上，从云层中向你飞来。然后它们会落入你的身体中，它们会占据那里刚刚空出来的位置。

花点时间，让思想进入你的内心。然后，睁开眼睛。

翻转奖牌

如果你想增强自信心并为自己建立积极的感觉，我建议你做以下练习：

拿一张纸，把它分成两栏。在左边写上你认为自己性格中积极的所有特点、所有才能、所有技能。在右边写上所有干扰你的东西。然后同时看两侧的内容。

你注意到什么了吗？

没错，你会发现：左右两侧的许多特点都是相互关联的。更确切地说，它们具有相同的特性，有时看的是它们的积极方面，有时看的是它们的消极方面。如果你在消极的栏目上写的是"容易嫉妒"，在积极的栏目写的是"很有野心"，你会发现它们背后是相同的基本特征，只是关注点不同。如果你在未来不会为某种所谓的嫉妒而感到羞耻，而是把它看作是一种鞭策，那么你就会有意识地转移注意力，获得能量。或者左边写着"花钱太多"，右边写着"慷慨大方"。在这里，你可以有意识地观察一下，看你的慷慨是如何帮助他人或让你的朋友高兴的。也许左边列出的问题是"总是没有章法"，而右边会写"很有创造力"，在这里，两个点也是相互关联的。所以，下一次要有意识地看着积极的一面，不要在心里抱怨。

它们是一个整体，它们是奖牌的正反面，这是很好的，因为它们是独一无二的！

我的研讨课上有一位学员，是一名妇产科护士，她在孕妇们分娩时提供指导，让孕妇们在没有恐惧和几乎没有痛苦的情况下生下了她们的孩子。这位护士把自己看得很渺小，她说："哎呀，这也没什么。"但事实上，她做了很多事情，她在不知不觉中进行了催眠操作，但是她没意识到这一点。但是，当她意识到这一点的时候，可以明显看到她在成长。她变得更有自我意识了。这就是自信的意义。

如果你倾向于谦虚，不露锋芒，这通常会有助于从外部观察自己。通过对比，我们能更好地理解别人对我们的看法，理解我们对他人的意义。从外部看自己，我们突然看到了我们以前总是意识不到的东西，对此我们也从未思考过。因为从外面观察的时候，那些阻碍我们的怀疑的思想就无法起作用了。

　　下面的练习可以帮助你接受自己，并认识到自己的潜力、自己的友善和独特性。参加我的研讨会的人经常谈起，他们是如何突然觉得自己是一个好人、是一个独立的女性或者是一个有特殊天赋和能力的人的。他们觉得自己是独一无二的。

飘浮

闭上眼睛，

想象一下，你正慢慢地离开你的身体，向上飘浮，

你慢慢地离开你的身体，向上飘浮，

你现在正飘浮在你的头顶上，俯瞰着你，

好好看着你，

看你坐在这里的样子，

看你穿的是什么，

你的头从上面看起来像什么，

你的身体，

你的手，

你的衣服，

然后，飘到你的正前方，看着你，

看着你的脸，

你会意识到这里坐着的那个人是谁，

他是谁呢？

花点时间想一想，

这个人都做了哪些很棒的事情，

再多花点时间，

只要你需要，

花多长时间都可以，

如果你想好了，

就再慢慢地飘回你的身体，

填充满你的身体，

别着急，

当你感觉一切正常的时候，再回到现实中来，

睁开眼睛。

你刚才是如何看待自己的？

Chapter **12** >>>
过上美好生活：
如何让恶习退休，用健康有活力的习惯取而代之

习惯能造就第二天性。

西塞罗（古罗马著名政治家、

演说家、雄辩家、法学家和哲学家）

　　许多来到我催眠诊所的人不仅想把一种新习惯融入他们的生活，更重要的是想摆脱一些东西：小恶习。毫无争议，位居首位的小恶习是不自觉地抽烟。第二位是对甜食永不满足的渴望或总吃不健康快餐的习惯。排名第三的是社交媒体在线强迫症，这使得他们没有时间去过真实的生活，这一趋势还在上升。恶习也是一种强迫的习惯，总是不由自主地购物，或者不会管理财产，这在不同的习惯上都能表现出来。

　　在第4章中我已经解释过：我们的潜意识希望把每一个反复发生的行为都变成一种习惯，使我们的生活变得更轻松。自动的行为能让我们省下精力去做其他的事情。每一种这样的自动行为都会得到回报。我们在幼儿时期就已经接受了许多日常自动行为，还有的日常自动行为是在少年时期或青年时期接受的，大多数自动行为都有一个核心共同点：实用。在日常生活的许多情景中，回报直接来源于行动，例如：谁能从A地走到B地，那么到达B地就是一个非常实际的回报！谁能打开一扇门，谁就可以通过，这也是回报！会开车的人不必坐公共汽车，而是可以自己决定什么时候出行，也是回报！

日常恶习很烦人，但也有用

　　日常恶习与所谓的"成瘾"并没有什么区别，因为它们也总是有用处的。有理论认为：即使化学作用强的药物，也只有当使用者用它们来补偿别的东西时才会上瘾，否则其化学作用就不足以令人产生依赖性。例如孤独就是一种需要补偿的情况。但是，那些因为医疗原因而服用强效止痛药的人在治疗结束后并不会上瘾。而被作为强效止痛药使用的Diamorphin（二乙酰吗啡，用以镇痛的海洛因）其实和公认最容易上瘾的毒品海洛因也没什么区别。

　　早在20世纪70年代，加拿大心理学教授布鲁斯·亚历山大就通过试验说明：在将老鼠放在一个有植物、有同类、可以躲藏、可以玩耍的老鼠天堂时，即便同时给它们提供了两种水可以喝，一种包含毒品可卡因，一种是普通水，它们在很长一段时间后也没有产生毒品依赖。相反，它们还特意转了一个很大的圈，绕开含有毒品的水。但相反，被单独被关在阴森的笼子里的老鼠在很短时间内就变成了瘾君子。它们需要幸福感，而这种幸福感是通过毒品这种人为的方式提供的。相比之下，生活在幸福环境中的老鼠已经有足够的其他习惯让它们开心了。当亚历山大把染上了毒瘾的老鼠转移到老鼠天堂时，事情变得更有趣了：它们立即戒掉了毒瘾。原因很简单：它们什么都不缺了，所以它们不再需要什么补偿了。亚历山大教授的研究很长一段时间以来都未被注意，但现在他的发现已经引起了广泛关注。

　　既然强大的毒品都不一定能使人产生强依赖性，那么香烟就更不能了。但是，吸烟者的习惯是为了补偿什么呢？通常，吸烟与许多小细节有关。例如，与其他人相比，吸烟者会更经常地去享受短暂的休息。他们在吸烟角、阳台上或吸烟室会自动遇到其他吸烟者，并与他们交谈，对于害羞的人来说，这种机会像黄金般值钱。在面临不确定或有压力的情况下，他们总能有一些依靠。他们觉得自己很酷，不像不吸烟者那么俗气。这样的理由还有不少。所谓的尼古丁成瘾是次要的。那么，如果吸烟者发现了一个或几个健康的行为方式，也能带来同样或非常相似的回报，他们就可以把吸烟这种自动行为转换成其他的自动行为。习惯一旦养成，是很难完全去掉的，抽烟多年之后，相应的记忆轨迹就会在大脑中固定。戒烟后还会不断遇到能自动引发这种习惯的各种诱因。这就是为什么从长远来看，转换是唯一的出路。

这并不意味着在必要的时候你无法抗拒。我总是在第一次谈话中问我的客户："你认为你能从此完全戒烟吗？"客户总会回答："不，我不这么认为。"然后我再问："但如果你的孩子会因此而死呢？"这时候，客户就会震惊地睁大双眼，回答就像从机关枪里射出的子弹一样："这当然是另一回事了。那我肯定会马上永远戒烟的。"我会回复说："不，这并不是另外一回事。你刚刚已经证明了，你可以随时戒烟。只要理由足够重要。"这一刻总是一个顿悟的时刻。

只要必须，那么就能

大多数女烟民在确认自己怀孕的时候就会立即戒烟。即使是那些以前认为戒烟完全不可能的人，也能这样做。毕竟，每个人都知道，吸烟会对未出生的孩子造成巨大的伤害，也会对他人造成巨大的伤害，尤其是对自己肚子里的婴儿，这一点无可反驳。对几乎所有的人来说，这与伤害自己的健康相比，是完全不同的情况。当然，一开始还是会想吸烟，但不能伤害孩子的意愿更强烈。当婴儿出生时，许多母亲会用母乳喂养，这时候她们当然也不会吸烟。

突然间，一年或更长的时间就过去了，在这段时间里，她们一支烟都没抽。这怎么可能呢？很多新手妈妈从此再也不抽烟了。

她们是怎么做到的呢？简单地说，她们在怀孕和哺乳的几个月里建立了新的习惯。她们不再需要靠香烟来获得回报。身体对尼古丁的依赖在很短的时间内就被克服了。如果有戒断症状（这种情况不一定都存在），在两天后就会达到顶峰。在那之后，身体依赖就会很快消失，最多两周后就会完全消失。

这些母亲以前通过吸烟获得的回报现在可以通过其他更健康的行为获得。也许每当她们想抽支烟的时候，她们都会给自己泡杯茶。这让她们有了和吸烟一样的休息时间，也能让她们在单位的休息室里和其他人聊聊天。坐在车里的时候，口香糖取代了香烟。在面临不确定性的时候，她们可能已经掌握了一种简单的呼吸技巧，而且她们也会感到自己很酷，因为她们已经戒烟了。当然，除此之外，她们还得到了一些特别的回报：她们意识到，不吸烟的话，她们会感觉好得多。她们省了不少钱。她们的气色也好多了。尤其是，她们对自己的意志力印象深刻。

所以这些都是可以的。不能放弃的论点是不适用的。"不能"其实是"不想"，因为不想错过相应的回报。

用催眠来跨越艰难的第一步

如果不是偶然怀孕，就会想方设法为恶习找理由，就不会有足够的动机立即戒烟（或者不再吃甜食，或不再在Facebook上闲逛）。有了足够的动机，接下来就要寻找一些新的东西，以便在相应的时候，也就是在想抽烟的时候，为精神提供同样的安慰。在无聊、有压力、喝咖啡、等候和思考的时候，抽烟者都很容易拿出一根烟抽起来。

这时候，你可以坐下来，想一想，在相应的情境下可以做点什么：喝茶、吃块糖果、做呼吸练习、吃根胡萝卜、在周围散散步……最后，把你手中的香烟扔掉。每当你感觉想要拿起一根烟的时候，就从中间选出一项来做。

如果你觉得上面说的这些都很简单，那可能是因为你不抽烟。对于一个吸烟上瘾的人来说，坐下来思考就可能已经是一种严厉的惩罚了。一想到马上要变得"严肃"起来，吸烟者就会有一种不舒服的感觉，就会想抽烟。把香烟扔掉可能会让人觉得完全不可能。如此关键的第一步被认为是不可克服的，所以吸烟者仍然在吸烟。

在这种情况下，催眠可能是一种解决办法，因为它弥合了这些不愉快的时刻，并自动启动了第一步。

我会先让我的客户进入恍惚状态。然后我要对潜意识和即将释放出来的恶习进行采访，例如吸烟。我假装正在采访的是一位勤恳的员工，他的打算是为了老板，也就是我的客户的利益而工作。首先，我友好地请求吸烟这个习惯去找潜意识，告诉潜意识它这么做的动机是什么，也就是说，列出它的行为所能带来的积极的方面。这些可能就是我刚才所列举的内容：额外的休息机会，在面对不确定情况时手里能够掌握一些东西，可以与他人交谈交流，等等。然而，吸烟到底告诉了潜意识什么，作为催眠师的我和我的客户都不知道。这是在大脑内部处理的，可以说是吸烟和潜意识之间的私人交流。

然后，在创意中心，这位"勤恳的员工"可以提出替代性建议，也就是说，如果不靠吸烟的话，要获得同样积极的回报，还可以怎么做。有了这些建议，吸烟又回到了潜意识。潜意识要从提供的替代性建议中选出三条。

这些我和我那个想戒烟的客户也还是听不到，既听不到说了哪些替代建议，也听不到潜意识选择了哪三条。但这并不重要。因为最终潜意识被赋予了即刻执行这三项新建议的任务。这时候，我把我的客户从恍惚状态下带回现实。

我承认这听起来有点疯狂，但这是真的。由于潜意识是用图像说话的，所以如果把吸烟这个举动可视化为一个可以与之交谈的人，效果就会非常好。对于潜意识来说也是如此，我已经称之为"内部图书管理员"。

这样做的结果是：这个客户马上就成了一个不吸烟的人。妙处在于：这样的采访你自己也可以和你的潜意识进行，不需要催眠师的帮助！不管你指的是什么"恶习"：吸烟、吃太多快餐、网瘾、老吃甜食……有一种适合自我催眠的练习，我称之为"天鹅"，它会让你接触到潜意识。你可以把刚才介绍的采访方式与此相结合。你所需要的只是几分钟的安静时间和一间不受打扰的房间。在此之前请你仔细阅读下面的说明，以便知道如何去做。你也可以把练习的步骤写在一张备忘单上，因为这次练习你是睁着眼睛做的，除了开始和结束时的放松部分。

让恶习退休——催眠式采访

坐到一张桌子旁。将活跃的手臂支撑在手肘上：左撇子用左臂，右撇子用右臂。让手放松地向前悬垂，做成天鹅的样子，手臂就是天鹅的脖子，手就是天鹅的头。现在，做之前介绍的呼吸循环练习，或者做一个其他的思维停止练习。然后睁开眼睛。现在，直接和你的潜意识对话。大声说：

"我是在跟潜意识说话吗？如果是，请给我一个信号。"

稍等片刻。现在，你的手应该有动静了。可能是手指上的抽搐，可能是拇指韧带的抽搐，也可能是你的手转向你的身体。重要的前提是：让你的手完全放松。

一收到信号，你就说：

"现在，亲爱的潜意识，请让吸烟过来（也可以把吸烟换成或糖果怪物，或Facebook专员等等，视你想摆脱哪种恶习而定）。如果它在你那里，再给我一个信号。"

再次等待手的活动。然后再问：

"我现在是在和吸烟说话吗？"

再次等待信号的出现。

下一步，你来表扬一下吸烟：

"亲爱的吸烟，到现在为止，你的事情都做得很好。请向潜意识说明你的所作所为带来的积极影响。完成后，请再给我一个信号。"

信号可能需要一段时间才能到达。吸烟必须向潜意识详细解释是什么使它的工作如此有价值。请保持耐心。然后你再说：

"亲爱的吸烟，请前往创意中心。请在那里打听出十种与你的行为具有相同积极作用的健康行为。你不必告诉我是哪些行为，只需要在打听好之后告诉我一声。"

你又在等信号了。这可能还是需要几分钟时间。然后你再说：

"好了，亲爱的，请把十种不同的可替代行为转告潜意识。然后你就退休了，好好享受退休时光吧。非常感谢你这么多年来的良好合作。"

然后向等待的潜意识解释：

"亲爱的潜意识，请从中选出你觉得特别合适的三种可替代健康行为。做完后请告诉我，你选了哪些行为。"

继续等待反馈信号，最后你说：

"从现在开始，亲爱的潜意识，你的工作就是执行这些新的建议。如果有什么东西反对它，请用一个信号告诉我。"

现在你的手应该会保持不动。如果你还是收到了信号，你可以从头再做一遍。这样，一个通常伴随着吸烟的重要回报，可能已经被遗忘了。直到再也接收不到信号了，你的任务就完成了。

然后闭上眼睛，从头开始重新做放松练习。现在，你已经摆脱了日常的小恶习，如果这个恶习复发，可能是因为退休人员无聊了，请再次进行谈话。

请当心"禁止"——为何节食会发胖？

当然，除了这个催眠采访，你还可以做更多的事情来消除你的小恶习。要做到这一点，重要的是要意识到为什么有时似乎很难摆脱旧的坏习惯。

首先，你应该知道，许多人不能摆脱坏习惯的原因往往是摆脱坏习惯的计划有问题。这听起来很矛盾，但却是新年决心常常未能实现的原因之一。这种情况很容易解释。

让我们以减肥者为例。

很多有体重问题的人在童年时就知道，吃是对心灵的安慰。当感到悲伤，感到孤独和无聊时，或者妈妈太忙时，可以得到糖果点心吃。当生病不舒服的时候，家人会给自己做最喜欢吃的菜，食物变成了紧急药品。美味的食物经常会与自己被家人溺爱和安全感联系在一起，这是很容易获得的奖励。以至于当后来在苦闷、压抑或无聊的时候，总是想找美味的东西来吃。这种习惯的结果就是肥胖。

通过节食减肥的人往往会发现，他们的体重增加了。节食的时候总是会禁止吃特定的一些食物，例如比萨、饼干、巧克力、冰激凌、蛋糕、小熊糖、夹心糖、薯条、蛋黄酱，等等。

读到这里的时候，你感觉嘴里有口水吗？对，这就是问题所在。没有把关注点放在新的健康饮食习惯上，没有放在动机的培养上，不是去弄明白为什么健康饮食能带来快乐，为什么健康的东西特别美味，而是在关注那些易于使人肥胖的食物，这些都是他们所认识的可以给予心灵安慰的东西。

就好像是这样：被禁止的美食都被装扮得很美味，放在桌子上，用带刺的铁丝网围起来，并贴上了巨大的禁止标记。美食当前，但是在铁丝网外面，是看得见摸不着。铁丝网上有一扇带有时间锁的门，节食后会自动打开。这是奸猾的心理折磨，看不到回馈的痕迹。从逻辑上讲，那些备受折磨的人会以最快速度扑向被禁止了很久的美食。但应该清楚的是，从长远来看，这不可能成为一种积极的新习惯。此外，只要加了"节"这个字，听起来就好像被剥夺了什么，一切都减少了，那么即便是"节食套餐"也会变得美味。"节食"唤起了各种各样的联想，从清心寡欲、肚子饿得咕咕叫到食物匮乏甚至疾病。这些听起来都既不享受也不好玩。

你已经意识到了：这还是与暗示有关。禁令是强有力的暗示，会使所禁止的东西变成令人向往的东西。这是一条简单的心理学定律。

我认识一些人，他们一次又一次地节食，都以失败告终，反倒变得更胖，原因是他们总会把"节"食的两倍甚至三倍的食物补回来。直到有一天，他们再无兴趣去做这种无谓的节食，也不再时刻关注体重的变化，想吃什么就吃什么，反倒忽然间瘦了下来，变得苗条了。这不合常理吗？

这是完全正常的！

首先，当想尽快变得苗条的时候，这个信号会进入潜意识，使得人们拒绝他们身体的需求。但现在人们不再断然拒绝了，而是接受了现状，不再通过节食与自己的身体为敌。实际状态是任何变化的起点，所以我们首先必须明确地把它作为立足点对待。换句话说，你只能上你所处火车站站台旁边的那辆车，而不能上两个城市之外的那辆车。

第二，如果不再期待减肥，就会摆脱"四天内瘦上四公斤"这种不切实际、毫无耐心的想法。突然间，可以慢慢、逐步去减了，压力也消失了。而压力正是寻求改变的最大敌人之一。

第三，没有了热量表和精确细致的数量说明，突然可以听听身体的想法了，有饥和饱的感觉了，身体有机会直观地表达自己的需要了。

第四，如果你想吃什么就吃什么，那么不健康的食物很长一段时间都不会那么诱人了。这是合乎逻辑的。就像如果有人告诉我，我绝对不能吃炸薯条配蛋黄酱，我内心的眼前就会马上出现一大份的炸薯条配蛋黄酱，并会对此充满食欲。但是，如果我知道我在任何时候都可以吃到这个，我可能会吃一份。但因为我知道我可以随时再吃，我就不会惊慌，不会担心以后吃不到，就不会把所有的都塞到肚子里去。当我吃饱的时候，我就会停下来，会自动地少吃。

第五，有研究表明，某些食品在特定条件下，即当人们不断地想着，这是一种只有例外情况下才能吃的东西的时候，会特别容易引起发胖。也就是说，在禁止吃比萨的情况下吃比萨尤其会变胖。我们的整个身心系统会将节食理解为饥荒，当吃那些高热量食物的时候，它就会发出信号给新陈代谢系统，让它尽可能多地将热量储存起来，以备不时之需。这就是我们用精神来影响我们的新陈代谢的方式。

结果就是：那些放弃了减肥餐的人意外地瘦了，过程虽然慢，但靠谱。

灵活地转移注意力

那么，我们从上面的案例中学到了什么呢？

有时候，把注意力从你不想要的东西上移开就足够了。当然，更好的做法是把注意力放在你想要实现的目标上，尤其要放在实现目标的过程上！

也就是说：如果你想减肥，就千万不要去买什么减肥食谱！扔掉所有收集到的减肥食谱吧，因为你是在用它来暗示："我不能吃我想吃的东西，就是……"结果就是，你就发现这些想吃的东西特别令人向往，你的想法在不停地围着它们转。

可能更有效的是，去买些看起来特别精美，能刺激食欲的沙拉菜谱或者印度草药菜谱，泰国、日本美食菜谱等，按照这些菜谱做。尝试去做一些清淡健康又正常的食物。这样的食物就不是听起来让人很害怕的"节食"餐了。这些食物也没有让人紧张的热量和脂肪含量数据。这是美味的食物，可以随便吃，这点很重要。只有这样，想吃健康食物的暗示才有机会站稳脚跟。

例如，这样的暗示可以根据库埃大师的方式表示为："每一天，我都吃得更健康更享受。"这样就会自动引导你在购物时或在餐馆吃饭时去感知那些健康美味的食物。美味、享受和吃饱是这种新行为方式的短期回报。你会对相应的食物产生兴趣。

只有那些觉得自己什么都不缺的人，他们的思想才不会不断围绕缺少的东西转。这样，吃东西就不会成为一件大事，而只是普通的日常。可以慢慢地开始，在吃饭的时候培养直觉，倾听身体的声音，它会告诉你，你到底需要吃什么，吃多少。

做一些其他的、与吃东西完全无关的事情也是一种很好的转移注意力的办法。例如做运动就很好，它能让你的身体感觉很好。当然，体育运动也消耗能量，但仅仅为了燃烧卡路里而去运动就不对了。这样你就还会把注意力放到你不想要的东西上。重要的是，你要把注意力转移到你喜欢的东西上。如果你喜欢下棋，那么即使象棋这种"运动"的热量消耗是所有运动中最少的，也没有关系。关键是你喜欢，只有自己喜欢做的事情才能长期坚持下去。如果你感到开心舒服，你就没有必要通过吃甜食或其他东西来补偿。

以下的可视化练习可以帮助你有意识地摆脱你的日常恶习。不仅如此，如果你想摆脱生活中的其他东西，做这种可视化练习也是非常有效的。在我最近的一次表演中，观众中有一位女士带着她成年的女儿，这位女士告诉我，她女儿一直受到一场噩梦的折磨。没有医生能让她从中解脱出来，因为没人知道这个噩梦是从何而来。但是，在我和我的观众一起做了这个练习之后，那个噩梦消失了，从此以后就再也没有回来过。所以想一想，你想摆脱什么。不管是恶习、缺钱、焦躁还是痛风，你现在都有机会永远地摆脱它。

大教堂

闭上眼睛，

你正坐在一个美丽的绿色公园里，

鸟儿在叽叽喳喳地歌唱，

蝴蝶在四处翩翩飞舞，

你感觉很平静，很放松。

在远处，你看到一座大教堂，

矗立在一条开满鲜花的小路尽头，

你感觉到有东西正在召唤你，

那是来自你内心的声音。

你感觉到内心有种愿望，去看看吧，

你慢慢地站起来，沿着小路，向大教堂走去。

越来越大的大教堂在你面前升起，

散发出一种巨大的放松感，

你的放松感也越来越强烈了，

随着你一步一步走向大教堂，你也变得越来越放松。

你到了大教堂，

它高大宏伟，直插蓝天。

你走上楼梯，到达入口，

你去推大门，

一开始，很难推开，

但接着就自动打开了。

你进入教堂内部，

你感觉到深深的平静和敬畏。

蜡烛照亮了墙壁，

你沿着中间的路走，

听到你的脚步声在回荡，

你觉得一种绝对的安全，

安全感。

在走廊的尽头，你会看到一扇漂亮的门，

你慢慢地朝着它走过去，

每走一步，你就会感到内在的平静，

越来越深的平静。

你到了门口，

推开了门，

门后的房间里，充满了明亮、超凡脱俗、美丽的光芒，

这些光来自一位美丽的天使，

你的守护天使，

一种强烈的被保护的感觉吸引着你。

你的守护天使伸出手，微笑着，

说道："现在，把你想要摆脱的东西交给我，我会处理好的。"

你拿起想要摆脱的东西，拿在手中，

你看，它变成了一个物体，

不管是什么，

你把这个物体放在天使张开的手中，

立刻，那围绕着天使的光芒变得更加明亮了，

越来越亮，

包裹着天使手中的那个物体。

那个物体也变得发亮，

你不得不用手挡住眼睛，

才能看到它。

但是你看到，它在明亮的美丽光芒中融化了，

就这么融化了，

消失了。

你知道，你现在已经摆脱了它，

你还知道，你的守护天使从现在起一直都在这里，

只要你想摆脱什么东西，

只要你需要什么帮助，

你就可以随时来找他。

我现在开始数数，数到三，

当你听到三的时候，睁开眼睛，

你就回来了，

会感觉非常的舒服，

完全放松，

完全自由，

一，

二，

三，

睁眼！

Chapter **13** >>>
消除压力：
如何击败肾上腺素并自动将紧张变成放松

人一旦着急，就无法思考。

柏拉图（古希腊哲学家）

现在，许多人认为压力是不可避免的事实，就像生活用品一样。在某些情况下，例如经济疲软、工作不稳定、世界局势动荡时候，人们就会有压力。经济越不稳定，老板对员工的要求似乎就越高，但最重要的是，人们对自己的要求越来越高。但是压力只能维持到一定程度。不断地过度劳累就会让身体崩溃，失去工作能力。持续的压力对健康是极其有害的。在大脑中，神经细胞凋亡，免疫系统被削弱。患心脏病、焦虑症、抑郁和胃肠道疾病的概率增加。压力很大的人为了节省时间会更经常地吃不健康的快餐和甜食，这增加了超重和糖尿病的风险。为了能够坚持下去或快点打起精神，长期有压力的人会抽太多的烟，喝太多的酒，甚至可能冒险服用强效药物。虽然少量的压力可以增加注意力，但是持续的压力会让人无法集中精力，然后就会出错，这些错误也可能是非常不健康，甚至是致命的，例如当失误发生在开车的时候。很多理由都表明，要从根本上解决问题。

大脑和身体的重大警报——肾上腺素应该去哪里？

但是，在压力下会发生什么呢？如果有什么东西威胁到我们，所谓的杏仁核，边缘系统中的杏仁核，大脑的情感中心，就会发出警报。杏仁核是外部刺激与自动发生的物理反应之间的桥梁。它们将下丘脑推入中脑，中枢神经控制着许多自主神经系统，指示肾上腺髓质立即释放肾上腺素和信使去甲肾上腺素，这些只是在刺激其生产的整个物质级联中最著名的。结果，脉搏和血压上升，可以更好地为人体提供氧气，肝脏中储存的能量被动员起来，从而将丰富的血液输送到肌肉中。所有这些只有一个目的：我们的身体正准备采取行动。这就是为什么这种压力反应被称为战斗或逃跑。

以前，当我们还是以打猎和采集为生的时候，身体几乎总是在行动，不是战斗就是逃跑。但在今天，我们很少遇到要么战斗要么逃跑的情况。在办公室里和老板对着干是不明智的，所以我们强迫我们的身体在压力下保持冷静。但不幸的是，这时候我们体内有一种肾上腺素，如果它不被消除，就会在身体里发作。

应对急性压力的最简单技巧是：做身体准备好的动作，四处走动。如果你不能马上做，那就想办法尽快去做。与其在食堂里蹲着，不如在公园里快步走，可以创造奇迹，缓解压力。定期做运动的人，哪怕只是骑自行车上班，也已经在减轻压力方面做了很多工作。

删除恐惧占位符

但是，运动主要是为了限制伤害。更好的做法是不要让压力产生，或者一开始就把它扼杀在萌芽状态。要做到这一点，你首先应该认识到，压力几乎总是恐惧的占位符。例如，如果某人很容易有压力，就总会担心重要的事情不能按时完成或做得不够好，担心要承担后果。如果对工作中的项目感到有压力，就会真的很害怕。

所以我问饱受压力困扰的客户的第一个问题总是："你对什么感到害怕？可能出现的最坏情况是什么？"如果我得到的答案是："我害怕我可能会失业，不能养家糊口。"那么我会继续问："那么发生这一情况的可能性有多大？"到了这时候，压力的诱发因素就已经变得很小了。我们会看到，出现最坏情况的可能性是很小的。如果继续将这个情景推演下去，就会发现，即使是在最坏的情况下，也可以采取行动，那么威胁一下子就减少了。有时候，这些可以采取的行动甚至可能是你偷偷梦想的东西，但你却从来不敢把它们变成现实，例如：自立门户；做一段时间的家庭主妇，由伴侣来挣钱；搬到乡下，反正这也是你一直都想去的地方，那里的生活成本也比较低；把房子的一部分租出去，等等。

我注意到：在思维练习的过程中，我害怕的对象从认知行为疗法中放松下来，肌肉也逐渐放松。因为当我们觉得自己被逼到了绝境，却找不到出路的时候，压力就会变得最严重。一旦有了紧急出口，我们就可以放松了，即使我们从来都不用它。

如何将"压力"开关切换到"放松"？

但是，一旦压力来临，这种理性的方法并不总是有效的。问题往往是，我们经常突然发现自己处于与压力有关的环境中。这也是一个学习过程的结果，是一种习惯。我们以前也遇到过类似的情况，如果每次在遇到这些情况时都感到不舒服，我们就会知道某些触发压力的因素。这些情况可能是：我们的同伴砰的一声关上门，老板突然组织了个会议，或者一夜之间在上班的路上出现了一个建筑工地，导致我们上班迟到。然后，压力就会充满我们的整个身心。我们周围的人可能也感到压力很大，他们的焦躁也会传染给我们。我们很想逃跑，但我们不能，我们会要求自己正常工作。这时候，脉搏在上升，脑子变得不清晰了，无法思考了。这时候，我们就需要一种工具，在我们开始感觉到紧张时，可以利用它放松一下。

通过催眠，可以有针对性地训练我们去想办法，使通常会把"习惯"转换成压力的那些刺激作用发生改变，给我们带来放松。这是一种使我们在压力时刻保持冷静和清醒的办法。清晰的思维、休息和放松能让我们把头从压力中抬起来，看看到底发生了什么。然后我们可以知道，当周围出现混乱时，我们能做什么。

为了准备下一次练习，请翻阅一遍色谱图，寻找一种能让你特别放松的颜色。对大多数人来说，天蓝色、浅绿色或紫色都是比较能让人放松的颜色。也有些人在太阳黄或橙色环境中很容易放松。花些时间，在闭着眼睛的情况下浏览颜色，并想象这些颜色在你的内在眼中发光的样子。

找到适合的颜色后，再次闭上眼睛，寻找一个声音，一种能让你放松的声音。这可能是鸟鸣声、一首古典音乐、阿尔卑斯号角声、狄洁里都号角声、飞机的嗡嗡声、马蹄嗒嗒声，等等。只要你喜欢这个声音，你就能够放松。而且你也能够听一会这个声音。

一旦你确定了你的颜色和声音，你就可以开始了。在做这个可视化练习之前，请再做一次你熟悉的放松练习。像往常一样，你可以把剧本录下来，让人读给自己听，也可以读几遍或者抄下来，然后从记忆中执行。

烟花

闭上眼睛，

放松点，

想象一下你的颜色，让你放松的颜色，

想象一下，你坐在一个白色的房间里，

墙壁是白色的，

地板是白色的，

你坐着的椅子是白色的，

环顾一下四周，

你在这里感觉很舒服。

听到的所有声音都会使你在这个白色的房间里感觉更好，

随着我说的每一句话，你都可以更放松。

现在，你会突然看到你周围所有墙壁上的投影，烟花表演的投影，

这烟花非常绚丽，

烟花的声音传来，

声音很大，噼里啪啦，就在你的周围，

烟花在你周围炸开，五颜六色。

你看着烟花，

声音越来越大，噼里啪啦，砰砰作响。

这是一个非常漂亮的烟花，也是一个非常响亮的烟花，

它砰砰作响，噼里啪啦。

现在，我想让你想象一下，这种烟花正在改变颜色，

它完全变成了让你觉得轻松的颜色。

仔细地看着它，

烟花炸开后，都是这种颜色，

你周围只有这种颜色，

它还在砰砰响，但它的颜色在那里，让你觉得放松，你的身体里流淌着一种放松的感觉。

现在想象一下，它正在改变声音，

你听不到噼里啪啦的声音了，听到的是你选的那种声音，

让你觉得放松的那种声音。

烟花散开，都是你喜欢的那种颜色，传出的是你喜欢的那种声音。

想象一下，这种颜色，这种声音，是从墙上发出来的，

这种颜色、这种声音，充斥了整个房间，

进入你的身体，

这种放松，这种颜色，这种声音，填满了你的身体。

现在，你感觉到自己也开始发光了，发出让你放松的那种光。

这种轻松的声音在你体内产生共鸣，使你更加放松。

你也发出那种很令人放松的光，

你感觉你的思维越来越清晰，

你完全放松，

你感觉到身心轻盈，身体发出那种令人放松的颜色的光，身体在那种令人放松的声音中飘浮，

完全的放松，

绝对的轻盈。

现在，你正处在你喜欢的那种颜色里，它向外发出光芒，你喜欢的声音在你体内流淌。

这时，你看到，在你的身体之外，烟花又变成了五彩缤纷的颜色，

在你的身体之外，它又开始噼里啪啦作响。

但你感觉到，在你的内心，继续以你喜欢的颜色发着光，你喜欢的声音还在播放。

从这一刻起，你知道了：

如果你周围正燃放着如此大而响的烟花，

如果它的响声还那么大，

你还会在你的颜色里，保持着平静和放松。

你感觉到你很放松，

你可以清醒地思考，

你喜欢的声音在你的身体里回响。

现在，让周围的烟花声音变得更响，

你感觉到，自己此刻变得更加放松，就像处在你喜欢的那种颜色中一样。

你周围的烟花慢慢消失了，被隐藏了，

而你，还会在你喜欢的那种颜色中，在它发出的光芒中，在你喜欢的那种声音中，

保持一会，

当烟花在你身体外面消失时，

你体内的色彩和声音也减弱了，

变得更淡、更弱，

直到你安静地坐在白色房间里。

从这一刻起，

当你处在紧张的情况，当你的周围有东西噼里啪啦作响，当烟花

鸣放，

你只需要闭上眼睛，你会再次感到，

你正以你喜欢的那种颜色发光，

你喜欢的声音正在你的体内轻响，

你完全的放松。

现在，我开始数数，数到三，

听到三的时候，睁开眼睛，

你又回到了现在，

你感觉非常舒服，

完全放松，

绝对轻松，

充满力量。

一，深吸气，

让全身充满氧气，

二，让脉搏和血压恢复正常，

三，睁眼，舒展身体。

你越多地练习这种可视化，它就会变得越容易，你在压力下放松的速度就越快。它会帮你在你周围吵闹的那一刻让你平静地发光。烟花代表各种各样的压力。使用色彩和声音非常有效，因为这个练习在视觉瞬间和听觉瞬间使我们振作起来。除此之外，还有放松的运动感觉。大脑中的记忆痕迹也相应地加深。

如果你发现在进行了几次训练后，还会陷入压力很大的境地，那么你要做的就是考虑烟花的可视化效果，对颜色和声音进行调整。这样你才能在工作中更放松更清醒。

如果你属于压力敏感人群，那么建议你每天都进行可视化练习，直到它真正进入你的潜意识。为了能够在需要的时候有效调用这个效果，你还可以选择一个手势做个锚点。例如，你可以使用"胜利"的手势来提醒自己所掌握的这个能力。

你本身不是压力

压力通常不会提前很久预告自己的到来。当它到来的时候，我们倾向于使自己感到压力。但是，我们自己不是压力，而是压力在我们周围。我们在对外界的事情做出反应。通过这个练习以及其中想象的情景，我们可以意识到，我们是可以保持冷静的。当遇到让自己惊慌失措的情况时，你就会自动想到这个练习的情景，就可以轻松应对。

在我的研讨会上，这个练习在一定程度上引发了强烈的情感冲动，因为它表明：在我们的内心有些东西，尽管它们只是一种"想象"，但却可以立即变成体验过的现实。这个想象具有巨大的力量。要知道，潜意识不会区分想象与现实。这个做法的基本思想是：我们首先要接受来自外部的压力，就像一个格斗大师一样，先接受对手的力量。我们看着烟花听着声音，而不是让自己逃走。然后，我们将感知到的所谓压力（即烟花）转化为放松。

请再想想本书第二部分开始时那个玻璃容器的可视化练习：你是你，不是发生在你身上的那些事情！你不是压力！在你的身体里会发生压力反应，但你不是这个身体，因为你拥有这个身体！所以，你有机会建立一个清晰的隔离，让自己意识到：你本身不是压力，只是压力在你身边而已。你可以自由决定如何应对压力。

你还可以对这个练习进行进一步调整，使其适应经常让你感觉到有压力的具体情景。假设你在超市购物时可能很快就感到压力，因为超市里的东西数量众多、五颜六色，人来人往、熙熙攘攘，让你感到不知所措和压抑。此外，里面杂七杂八、吵吵闹闹的声音也令你烦躁不已。但是，你现在必须去购物，那么，解决这个问题就有好处了。

所以，在练习中，你要想想自己正处在那个白色的房间里，不是去想象烟花，而是想象那个商品色彩缤纷、顾客熙熙攘攘的超市。然后通过给它提供轻松的颜色来改变这家色彩缤纷的超市。一开始，它仍然是五颜六色的、躁动的，然后它就只散发出你喜欢的颜色。最后，将超市里的声音更改为你喜欢的声音。它们吸收了这些变化，开始散发出你喜欢的那个颜色，原本吵吵闹闹的声音也完全被你喜欢的那个声音吸收了。最后，让超市和顾客再次回归色彩缤纷，超市里的广播和音乐仍响个不停。

你会发现，你已经不再注意它们了。下次你再去超市时，那里会自动出现你喜欢的颜色和你喜欢的声音。超市也已成为一个锚点。

你心中的小恶魔

我曾经有一位客户，他是乐团的乐手。这个人经常感觉自己像是瘫痪了似的，有深深的挫败感，因为对自己和他人不耐烦而生气。他无法控制自己的爆发，这使他无法专心工作，并在与别人打交道时得到了臭名昭著的名声。

他对超自然现象很感兴趣，他在那里找到了他问题的根源。他对我说："老师，我体内有一个恶魔！我该怎么办？"我问他："你的恶魔长什么样？"他想了一会儿，然后向我描述了一个像妖怪一样的红色生物，披头散发，蛮横霸道。我继续问："那你的恶魔有多高？"他又考虑了一会说："嗯，大概三十厘米吧。""你就被这么个小东西逼疯了？"我问他。这时候，他笑了。他以前从没这么想过。通过这个对话，把他的问题变成了一个具体的形象，他就把它从自己身上分离了出来。如果这个恶魔在未来还做坏事，他就能把它送走。因为他自己不是这个恶魔。

这样的方法不仅可以在情绪激荡、不受控制的情况下使用，也可以在压力下使用。这两者都不是你个性的一部分，而是从外面溜进来而不触及你核心的东西。问问你自己：我的压力恶魔长什么样？一旦你有了麻烦制造者的照片，试着在你的身体里找到它。它坐在哪里？在脑子里？在太阳神经丛？在下腹部？在喉部后面？

把注意力集中在你压力所在的地方，持续一段时间。感受自己与压力之间的分离。然后和那个给你造成了压力的东西谈一谈。想象一下，它是如何从它的角度看着你的。你要向它解释，你不同意它的行为，你希望它将来能表现良好。如果它像一个无聊的孩子一样出现，那就给它一些工作做。例如，让它拼一个有1000个部件的拼图，这样它就得忙一段时间。在此期间，你就可以平静地从事你的工作了。

尝试着让你的潜意识理解并喜欢这样的情景，然后它就知道该怎么做了。

压力下的放松

在压力下，你可以很好地利用"假装"的力量。当我们感到压力来临时，我们会不由自主地抽搐。我们把肩膀抬起来，挺起背部肌肉，把下巴压在一起。手紧张地玩着刚拿到的东西，比如圆珠笔或钥匙圈。有些人会咬指甲，也有些人会用手抓住自己的前臂或仅仅握住某个东西。就好像是一个很少开车的人，紧张地坐在方向盘后面。这种紧张的姿势是我们从压力荷尔蒙中得到关于活动身体的命令，但不能执行的结果。肌肉向他们唯一可动的方向移动：它们在收缩。

我们的身体并不像一个放松和控制局面的人那样，在空间中占有一席之地，而是表现得好像它根本不想去那里。它变得渺小，试图往回跑，因为他不能向外跑。不幸的是，所有这些都向大脑证实了，确实存在威胁，并加剧了压力反应。这是一个恶性循环。

请用你的肢体语言立即打破这个循环。

再想想一个第一次站起来的孩子，这样的孩子散发着无法抑制的喜悦，他感觉到他所站的这一点就是他的位置。没有别的人能站在那里。此时此刻，这个孩子就站在此地，没有什么担心，也不会形成压力。所以你要采取一种姿势，向你的身心系统发出信号：我在这里，我就在我的位置上，我很放松。

先直起身子，有意识地展开收缩的肌肉。即使在最紧张的情

况下，这种方法也能奏效，并且这还会获得一个好处，你的魅力
会增加：

● 无论你是坐着还是站着，脚踏在地上，把身体重量稳定地转移到
你的两只脚上。如果可能，最好光着脚，在草地上这样做。有一些理论
认为，这种直接接触地面的方式有助于平衡能量。无论如何，你都要向
你的潜意识发出信号，表明你有明确的立场，不让任何事情打扰到你。

● 想象一下，在你的头部中间，有一根红线，它把你的身体笔直
地往上拉。你的身体就悬在这一点上，像铅锤一样重新定位自己。你
的身体完全伸展。

● 尽量放松你的身体。你会注意到你的下巴在向上移动，同时，
后脑勺也稍微向后倾斜。这立即缓解了颈椎的压力并松动了颌骨。肩
膀向后倾斜，骨盆伸直。你的肺部会立刻拥有更大的空间，你可以深
呼吸到腹部。

● 手指张开，以便更好地深呼吸。这会引发一种反射，让你立即
获得更多的肺空间。

● 深化呼吸的另一个手指戏法是将两个小指和两个食指分别对在
一起。对指关节施加一到两分钟的压力。这将使你的呼吸立即放松和加
深（这可能也是德国总理默克尔那个著名的"菱形手势"的秘密）。

● 如果你有机会休息一下并闭上眼睛，则分别用两手的拇指和食
指一起，按摩额骨两侧突起部位，这两个位置大约在眉毛上方三指宽
的地方。它对神经承受力的舒缓作用是惊人的。当你在压力环境中思
考的时候，你的潜意识会把这个动作和放松联系在一起。下一次，压
力就会减少很多。

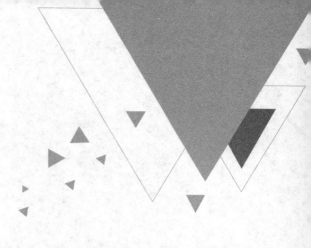

Chapter **14** >>>
不要害怕恐惧:
如何让岩石变小，如何消除自身所面对的恐惧

不要为思想和感觉设定界限，要为恐惧设定界限。

英格玛·伯格曼（瑞典导演、编剧、制作人）

前不久，在探望完我的父母之后，我乘飞机从萨尔布吕肯回柏林。登机后不久，一位空姐向我走来，对我说："您好，贝克尔先生，我不想打扰你，但我碰巧认出了你。今天我们的航班上有一位女士，她特别害怕飞行。如果她一会紧张害怕的话，您能为她提供帮助吗？"我当然点了点头，说："没问题。"飞机驶上跑道，开始加速，准备起飞。这时候，我听到了尖叫声，是那位害怕飞行的女士。等飞机开始平稳飞行，我可以起身的时候，我就坐到她旁边。我首先引导这位女士，专注于她的呼吸，一会呼吸快一点，一会呼吸慢一点。通过这种方式，一方面可以重新获得对所处情景的控制感；另一方面，有意识地放慢呼吸的动作向大脑和潜意识发出了平静信号，正如你已经从胜利者姿势和其他练习中所了解到的那样，这是一个自我实现的预言。然后，让她专注于自己坐在位子上，位子在腿下面，靠着椅背以及前臂压在扶手上的感觉。通过所有这些事情，我把她的思想和身体都牢牢地锚定到了现在，可能发生坠毁的场景就没有存在的空间。

如果注意力改变，湍流就会变成秋千

这架飞机在飞行的时候遇到了很多次气流，不停地出现颠簸。这对飞行恐惧症患者来说的确是一场噩梦。所以我让她闭上眼睛，和她一起想象一下我们小时候荡的秋千，荡秋千的时候我们都很开心。这转移了她的注意力。她非但没有认为气流是危险的，反而变成了一种让她快乐的东西。突然，她期待着马上再开始颠簸，越来越放松了。着陆后，她微笑着和我击了个掌："你治愈了我对飞行的恐惧！"事实上，这种效果是永久性的。最近，我收到一条短信，她再次向我表示感谢。自从那次我们一起坐飞机以来，她对飞行的恐惧已经成为过去。如果你像那位女士一样，陷入极度恐慌的境地，应急计划也能帮助到你。

急性恐慌下的应急计划

在遇到急性恐慌的时候，无论是哪种恐慌，以下几点都会有所帮助：

● 如果可能，请闭上眼睛。将注意力集中在呼吸上，就像玩游戏一样，一会加快呼吸，一会放慢呼吸，听听呼吸的声音，感受空气从你的鼻子里凉爽地吸入，升温，然后通过你的嘴再次呼出。

● 然后把注意力集中在你的身体上。有意识地感受你的脚放在地板上，你的屁股坐在椅子上的感觉。感受你面部皮肤上的空气温度，以及风、太阳热或气味等的感觉。不要把感觉视为某种东西的征兆，只要去感受就行了。

● 最后，改变让你感到恐惧的东西。飞行时的颠簸会成为游乐场上刺激的过山车。牙科治疗台上的唾液吸收器将成为一种能吸收和消除你恐惧的设备。当你骑着山地车，因为压到了鹅卵石而快速下降时，你可以把这个过程想象成一条轨道，它会把你安全地带到山谷。就像是阿尔卑斯山上的缆车得到了天使的翅膀，等等。

当恐惧扼住你的喉咙，你必须先解开它的结

在我的办公室里，有一个女人，她被诊断出患有癌症。每一次，癌症最初都得到了成功的治疗，但过了一段时间，它又出现了。现在她又做了一次检查，结果还没有出来。我的当事人完全崩溃了，她担心癌症会复发，一直很紧张。"如果……怎么办？"这个问题困扰着她。她觉得无法按照约定打电话给医生询问检查结果。不仅如此，她还因为恐慌而不能工作，也不能进行像购物这样的日常活动。

她紧张地坐在我面前，揉搓着双手，不安地打量着房间。我问她，当她想到那个悬而未决的结果时，是什么感觉。"很不好，我很害怕。"她勉强回答道。"这个感觉在哪个位置？"我接着问。她立刻用一只手拍了拍胸腔，说："在这里。我喘不过气来，感觉堵得慌。我试过去做呼吸练习，但现在连呼吸练习都做不到。"

我点点头。然后我让她考虑一下，能否把胸中那种紧张想象成一幅图像。她想了一会儿，然后回答说："感觉就像一个石膏绷带，我的上半身被捆住了，没有呼吸的空间。"

我让她闭上眼睛。用一种简单的引导法使她进入催眠状态，这种情况下，她不必太专注于她的呼吸，因为她的呼吸有问题。

然后我让她从外部看自己，她的上半身缠着厚厚的、紧紧的石膏绷带。然后我要求她让她的观察对象（就像魂魄）拿出一把锯，小心地锯掉石膏。她不需要向我暗示她已经完成了这件事。我注意到，尽管有催眠，她的呼吸仍然相当浅，但突然间，她的呼吸变得更深沉、更平静。然后我把她从恍惚中带了回来。

她松了一口气。令人崩溃的恐惧已经让位于对现状的接受，她已经恢复了行动能力。虽然很遗憾，我不能治愈病人的癌症，但我仍然可以在这种情况下提供帮助，这些情况的影响往往是非常严重的，会给人造成很大压力。

巨大的恐惧就像拦路的岩石

就像前一章提到的内心有个"恶魔"的乐手一样，这位女士对她的问题进行了可视化的想象，使它成为一个具体的符号。这样的符号对我们的潜意识来说是有形的。如果必要的话，你可以着手做些什么，来解决它。在本案例中，另一个符号"锯"也是有帮助的。

在你做暗示的时候，可以从中受些启发。

我已经描述过如何通过构建符号来实现目标。虽然你通常应该把注意力放在积极的暗示上，因此也应该关注积极的符号，而不是专注于那些你不想要的东西。但在处于恐惧中的时候，一开始就是不同的。恐惧站在我们面前，就像一块巨大的岩石落在路上，挡住了我们继续前进的道路。你必须解决掉它。首先，你必须承认，那里确实有东西阻碍我们。如果我们想在所处的道路上取得进展，我们就不能忽视这块岩石。因为它就在那里。

但是，许多受恐惧影响的人只是这样做：他们逃避恐惧。他们没有去看看它是否真的是一块大石头，还是只是一个纸糊的模型（大多数时候都是这样的！）。他们掉头回去，走了一条不同的路线。多数情况下，他们甚至都不朝岩石那个方向走走看，直接选择了另一条路。例如，害怕飞行的人总是选择乘汽车或火车，就是这种情况。不同的是，当某人很亲近的兄弟姐妹要在纽约结婚，邀请他（或她）去参加，他（或她）也很想去纽约，但他（或她）又很害怕飞行，这就会成为一个问题。如果坐邮轮去，可能既没有那么多时间也没有那么多钱，那么就只有两种可能：坐飞机去或者放弃。此刻，这个人突然就直接站在了恐惧岩石的正前方，在其他很多情况下，他（或她）总是可以成功地绕过它。但现在，他（或她）必须要决定，是返回，还是去看看到底有没有办法到达岩石的另一边。

你是否也面临着这样的恐惧？那么你就要在心里感觉一下：这个恐惧具体在什么地方？花点时间找到它。然后仔细感受一下，把你感受到的东西想象成一幅图像。就像我的客户一样，这可能是上半身的石膏绷带、可恶的恶魔、心脏周围的铁丝笼、太阳神经丛下的火焰、肚子里的砖块、在体内爬行的上千只蚂蚁、脖子或双手上的套索，等等。这样就可以使恐惧从你身上分离出来，令其成为一个不属你的物体。你可以轻松将其从你的生活中移除。

许多情况下，仅仅通过这一过程，恐惧就可以大大减轻。路上的岩石正在变小。如果你"看"到了具体的恐惧物体，你就可以考虑如何处理它。套索可以剪断，火可以扑灭，蚂蚁可以用诱饵抓住，恶魔可以训斥。这样你就可以按照熟悉的模式创造一个简单的可视化。

和恐惧一起跳舞

在我的研讨会上，我喜欢做一个练习，用以说明应对恐惧时有效的机制。

我会把最强壮的那个参与者请到前面来，让他抓牢我的前臂。这个人代表着恐惧。如果我像疯了一样试着逃脱，他总是会比我更强大，这样我就没有机会了。当我们不看我们面临的恐惧，不承认它时，就会发生类似这样的情况。因为我们对此是如此的恐慌，然后恐惧就会使我们瘫痪。

在第二步中，我站到那个最强壮的人面前，但是我没有和他对峙，而是拉着他，朝着他想拉我去的那个方向走。突然间，我们动起来了。突然间，我就是那个以最小的动作来确定我们去向的人。这是因为我没有抵抗，而是接受并转换了他的力量。因为我在面对恐惧时，没有选择逃避。武术、自卫以及自我催眠都是基于这样的原理！

你可以和朋友做一下这个实验，你也肯定会顿悟的。

把恐惧打扮一下，和它一起玩

有时候，一个灵活运用的图像就可以帮你在几秒钟内消除恐惧。例如，牧师阿贝·法利亚后来成为一名著名的催眠师，他讲过他的一个经历：在他年轻的时候，有一次，他要在一大群人面前演讲。但是由于怯场，法利亚决定取消整个演讲。这时候他的父亲对他说："儿子，想象一下，这一大群人就是修道院菜园子里的菜。出去收割吧！"恐惧立刻消失了。法里亚可以毫不费力地发表演讲了，他的确也得到了收获——观众们的热烈掌声。

我喜欢在我的研讨会上与参会者一起做一个非常有效的、与法利亚的"蔬菜"类似的可视化练习。它可以使恐惧和许多其他问题迅速消失或显著减少。如果它们没有立即完全消失，可以根据需要多次重复这个可视化练习，直到它们不再被感觉到为止。这个练习一开始的时候通常会令人不舒服，因为它唤起了恐惧，但它还是值得去做，因为可以获得真正的解脱的结果。为了做好准备，我们最好先简单地想象一个具体的、特别具有威胁性的恐惧情况。例如，如果有恐高症，则可以想象正站在高楼上往下看。如果害怕考试，则可以想象现在正在考试。

这个练习的脚本很长，但原理很简单。在仔细阅读后，你应该能够轻松地从记忆中完成练习。先做一下呼吸循环练习或埃尔曼催眠引导练习。你不需要站着，坐着也能让可视化进行得很好，但不推荐躺着做。

魔鬼游行列车

站起来（或坐下来），

两只脚紧紧并在一起，

手放在身体两侧，

闭上眼睛，

想象一下，你正在沙漠里，

你周围都是沙子，

四周空无一人，只有你一个人在沙漠里。

你站在铁轨上，

突然间，你注意到，

在你前方很远的地方，有一列火车正轰隆隆地驶过来，

这列火车正慢慢地向你驶来，

这列火车上有你所有的恐惧，

你此刻的所有恐惧，

你曾感受到的所有恐惧，

每一节车厢里都是这些恐惧，

每一节车厢里都是这些感觉。

所有与你的潜意识有关联的东西，

所有与你有关的东西，

都在每一节车厢里。

火车越驶越近，

火车不会绕开你而行，

而是会从你中间穿过去，

你感觉着那许多车厢中的每一节，

那些恐惧在你心里浮现，

那些感觉在你心里出现，

到这种感觉中去。

火车越驶越近，

越来越近，

更近了。

现在，火车正从你中间穿过去，

一节一节穿过，

恐惧在你的心里浮现，

随着一节又一节车厢驶过，

这种恐惧越来越强烈，

越来越强烈，更加强烈。

火车还在你中间穿行，

那些感觉你在心里出现，

越来越强烈，更加强烈，

随着一节又一节车厢驶过，

感觉越来越强烈，更加强烈，

愈发强烈，

还在不断加强。

火车还在你中间穿行，

现在已经是最后一节车厢。

它带走了那些恐惧。

你转过身子，

你看到，火车已经驶过去了，

你看到，它越驶越远，

把所有的恐惧又带走了。

火车在你的视野中变得越来越小，

越来越小。

你深吸一口气，

呼气，

看着火车驶远。

再深吸一口气，

呼气，

你看到，火车变得更小更小了，

在远处的地平线上消失了。

你开始微笑，

对，微笑。

火车已在地平线上消失得无影无踪。

现在，你再转回身，

你看着另一个方向，

你看到，火车又重新出现了，向你驶来，

这一次，它比之前小了很多。

你看到了吗？

它变小了很多。

它还是朝你驶过来，

还是要从你中间驶过去，

它变得小了一些。

这一次，你感觉不到那么强烈的恐惧了，

但是你还是能感觉到，

这些恐惧还是会在你心中浮现。

它现在从你中间驶过去，

一节一节车厢驶过去，

随着越来越多的车厢驶过去，

驶过去，

你现在感觉还是很轻松。

已经是最后一节车厢，

从你的中间驶了过去。

你再一次转过身，

你看到，火车继续朝着地平线的方向驶过去，

又一次把所有东西都带走了。

它不断行驶着。

你再次深吸一口气，

呼气。

再次深吸气，

呼气。

你看到，火车已经消失在地平线上了。

你笑了。

现在，再次转回身，

你看到，火车又一次驶过来了。

这一次，它就像是一辆儿童玩具小火车一样，

非常小。

沿着铁轨，朝着你慢慢驶来，

越来越近，越来越近，

现在，你把两脚分开，腿叉开，

你看到，这辆玩具火车从你的胯下驶了过去，

你什么都没感觉到，

它只是从你胯下驶过去而已。

往下看，

你看到那辆玩具火车，

最后一节车厢也驶过去了。

你再次转身，

看到它越驶越远。

再次深吸气，

呼气。

再深吸气，

呼气。

微笑。

睁眼，舒展一下身体。

　　就像面对压力时一样，在刚才的练习中，重要的是要明白：恐惧不是你自身，恐惧也不是活在你体内的，它会到来，也会离开。在你做这个可视化练习之前的那一刻，恐惧根本就不重要。突然间，它回来了，但它又走了。我们的思想可以制造恐惧，也可以使之消散。这辆魔鬼游行列车证明我们已经控制住了恐惧。我们可以让恐惧变得更大，也可以让它变得更小，就像玩具火车一样小和"可怕"。

　　和大多数可视化一样，这种可视化也是多功能的。你同样也可以用它来治疗痛苦。在这种情况下，想象一下，每一节车厢都有你痛苦的经历。当火车穿过你的那一刻，你会感觉到你内心的痛苦。然后，当火车从后面开走的时候，你就释放了它们。

你可以，甚至应该根据自己的喜好来更改可视化效果。例如，在做这个练习的时候，如果没有那么多的时间，你可以像放电影一样快进。您还可以从前面介绍的"烟花"可视化中获取放松的颜色。如果可以使你在火车驶近时更有信心，你也可以利用这种颜色并让其在铁轨上发光。你还可以尝试让火车速度慢下来，甚至可以对车厢里的内容进行更改，换成缺乏自信的那种感觉，或者换成被跟踪的体验。

恐惧圈

在类似的练习中，可以利用前面介绍过的心流入门练习的平衡作用。在地上画一个圈，然后站在圈中间。站在圈里的时候，要尽可能详细地想象在一个具体境况下面临的恐惧，包括额头上的汗珠和心脏的跳动。然后以1到10的等级（1级最低，10级最高）对这种恐惧的强度进行评估。现在，离开圆圈，做心流入门练习，直到效果出现。然后回到圆圈。再次想象一下恐惧。这一次你会发现，恐惧已经大大减轻了，有时候甚至已经完全消失了。在后一种情况下，整个练习你只要重复一遍就行了。否则就反复做这个练习，一直到你的压力达到0级程度为止。

每个人都有恐惧，只是表现形式不同

当涉及恐惧时，总是有其他的东西藏在恐惧背后。例如，在被狗咬过一次后，对狗的恐惧就非常具体且可以理解。在对飞行的恐惧背后可能是对失去控制的恐惧。归根结底，这是一种对亲近的恐惧，也就是说，是害怕自己听任他人摆布，无法自己决定。

心理学家弗里茨·里曼认为：每个人有四种基本的恐惧形式，它们在个人恐惧中所占的比例不同。有对距离的恐惧、对亲近的恐惧、对改变的恐惧和对责任的恐惧等。早在我们还是婴幼儿时，这几种类型的恐惧就在生活中出现了。在我们生命的最初几年，要确定这四种恐惧中的哪一种对我们来说更占主导地位，而哪些则占次要地位。

一个无助的婴儿必须先培养原始的信任。但是，如果父母经常对他大喊大叫，在回应他的需求时总是不情愿的话，他就会感到极度绝望，并在不知不觉中带着对它的记忆。当成年后，他就绝不希望再经历这种绝望，这被视为对其生存的威胁。所以他就避开了依赖和亲密关系，否则他就会像婴儿一样感到脆弱。

在生命的下一个阶段，孩子发现自己是一个独立的人。这包括能够与父母分开，而不用担心失去安全感和爱。如果父母不可靠或不愿让孩子独自一人做任何事情，那么在此阶段，对距离的恐惧可能会变得非常明显。

再过一段时候，孩子开始接触到要求或禁令。在这一时期，人们对变化的恐惧逐渐加深。假设孩子有一对非常重视遵守规则和规范的专制父母，一旦发现他犯错就会很快惩罚，并且很难原谅他的错误。那么这个孩子就会知道，违反规则是件坏事，会导致亲情退缩。所以他遵守规则和规范，这种坚持可以确保父母对他的爱。任何计划外的改变都会被视为一种威胁。

到5岁左右，当孩子意识到长大就意味着要承担责任，要表现得可靠，简而言之，要承担责任时，第四种恐惧就开始出现。如果父母在这一点上没有树立很好的榜样，例如搞双重标准，就是他们自己可以做的事，孩子却不可以做的话，那么孩子就会对责任和稳定表现出强烈的恐惧。

一个人身上四种恐惧的比例越平衡，这个人所遇到的问题就会越少，其性格就越全面。通常情况下，其中两种恐惧会比另外两种更为明显，这一般也没有问题。只有当某一种恐惧形式变得特别明显时，才会容易出现问题。

如果蜘蛛是婆婆，恐惧是占位符

所以有一个具有四个坐标的系统，每个坐标代表一种恐惧的类型。恐惧症，即过度的恐惧，通常是因该坐标系的极端变化引起的。

蜘蛛恐惧症的例子就可以很好地说明这一点。大多数人都觉得蜘蛛很恶心。这是我们基因的一部分，虽然我们所在地区的蜘蛛可能是无害的，但在澳大利亚或非洲等其他地区的蜘蛛可能就不一样了。因此，在进化过程中最好先暂时避开蜘蛛。但是对于大多数人来说，这种厌恶不是问题，当他们在家中发现蜘蛛时，只会叫一声"啊"。许多人甚至会用杯子和明信片捉住蜘蛛，用手指尖将其捏着放在阳台上，再去忙别的事情。在这种情况下，四种恐惧类型的坐标系仍然完全不受对蜘蛛恐惧的影响。对蜘蛛的厌恶并不是一个更深层次的问题。

　　但是一位同事给我讲了一个有趣的极端蜘蛛恐惧症的案例。他的一位客户非常害怕令人毛骨悚然的爬行动物，以至于她几乎无法入睡。我的同事很困惑。他已经尝试了一切可能的方法，但仍然无法使这个女人摆脱这种极端的恐惧。最终是一个巧合帮助了他和他的客户：有一天，这位客户专横的婆婆突然去世了。从那天起，她对蜘蛛的恐惧也被吹散了。最后发现：她的婆婆才一直是真正的问题所在。她婆婆很强势，让这位客户感觉一直受其摆布，而蜘蛛只是她婆婆的占位符。因为这位女客户害怕与婆婆接近，有一天她的潜意识发现，这就像害怕接近"蜘蛛"一样。因为婆婆无法避开，所以就以"蜘蛛"取而代之，这样容易多了。

　　当然，并不是每一个蜘蛛极端恐惧症患者都是因为背后有一个婆婆。在许多情况下，他们就只是害怕蜘蛛而已。我自己也有过这样的经历，当我还是个孩子的时候，我在一个建筑工地上跳到了一个绿色的洞里。突然我发现，洞里绿色的东西并非我想象的那样是苔藓或草，而是一大堆绿色的小蜘蛛。这些蜘蛛爬上了我的腿，爬上了我的裤子、袖子和领子。这给我留下了很深的心灵创伤，为此我很长一段时间都避免看到蜘蛛。这正是问题的关键：它起作用了。如果不是住在洞穴或船屋里，蜘蛛是很容易避免的。当潜意识用蜘蛛的形象关联某种恐惧时，这种恐惧就会突然变得非常容易消除。

　　如果在催眠下控制这个图像生成过程，把恐惧转化为一幅不会直接带来新恐惧的画面，就能赢得控制权。这正是火车可视化中发生的事情。

什么时候从专家那里获得帮助更合适？

如果你发现你的恐惧在做像火车视觉化这种练习时没有反应，这可能是因为你没有发现这种恐惧的实质，你看到的只是表面现象。那么，在你对纳税申报或牙医恐惧的背后，可能有一种完全不同的、更大的恐惧。这种情况下，我建议你和怀疑自己患有恐惧症的人去看医生。可以去找催眠治疗师，也可以找心理医生。这时候，重要的是要有人能从外部看问题。专家可以发现你自己看不到的东西。对自己说实话也不是一件容易的事。

所以我有时候更喜欢去找像朋友似的教练。虽然我从12岁起就一直在研究催眠，对所有的过程都了如指掌。但是，我还是更愿意坐在某个人面前，让他和我一起来处理比较严肃的事情，而不愿一个人去做这些事。但是，除了和心理专家一起合作外，还是建议大家在家里对遇到的问题先进行深入的了解。例如可以利用我在这本书里教给你的方法和工具。处理自己的问题会带来自信，能让自己感觉到，自己可以控制自己的生活，也能给自己带来成功的满足感。这对我们的心理而言，会感觉比有人用魔杖做"变一变"魔法的效果还要好一千倍。然后问题就消失了。

如果你的潜意识知道答案呢？

也许你是那种对自己的恐惧感到舒适的人，甚至都没有意识到自己对什么恐惧。这样你就不会再感觉到恐惧了，就像你不再去留意房间里的那盆已经在角落里放了很久、上面落满了灰尘的花一样。你已经安排好了自己的生活，只要你不做任何会引发恐惧的事情，只要你的脚不碰到花盆，你就不用去理会它。人们将这种情况解释为：大家总是想待在自己的舒适区。

但问题是：这个舒适区往往是狭窄的，在潜意识里的某个地方，还存在着一些未被考虑到的渴望。待在舒适区可以防止发生不愉快的事情，但它也阻碍了获得美好经历的机会。在外面会冒险会紧张，简单地说，就是生活。但是，因为它也被认为是危险的，所以你就待在里面。而"里面"并非指的是房子的里面。"里面"指的是恐惧不会超越的界限。例如，即使你在其他地方有更好的工作机会，你也不会搬家。你不会接受自己梦想的工作，因为你担心你不能满足相关的要求。你不会离开你的伴侣，因为害怕孤独，即便你很久以前就感觉到你们在一起不合适了。即便你对这个世界很好奇，但你还总是去同一个地方旅行。这样的例子有很多。

为了不使自己生活得像在监狱一样，人们会说服自己，说自己真的很喜欢这种生活，不想让它有所不同。内心的激情，未燃的渴望被压制，被锁起来。这种状态会持续很长时间。

直到有一天，可能会发生一些事情，让你意识到人生即将结束，而你却还没有实现你的梦想和愿望。通常情况下，这是一个让你意识到你生命的终点的事件。可能是你生病了，或者你身边的人意外去世。也可能是因为在一次聚会上，你遇到了以前的同学，他们都过着自己梦想的生活。或者你刚刚庆祝了一个整数的生日，你会问自己：时间都到哪里去了？到目前为止我做了什么呢？你可以通过以下简单的仪式来看一看，你是否限制了自己。

这样，你就会意识到你的恐惧和面临的所谓的危险，意识到你的恐惧限制了你的视野。当然你也可能会发现，你已经在过你梦想的生活了。

无敌披风

你从一个智慧的老巫师那里获得了一件隐形的披风，它可以使你变得无敌。没有人可以伤害你，没有人能吓到你。只要你穿着这件披风，你就不用担心任何事情。这件披风保护着你的身体和灵魂。而且，只要你穿着这件披风，所做的一切事情坚持到最后都将获得成功。

问题是：如果你的恐惧不出现，你该怎么办？做一个放松运动，并思考这个问题。看看你的潜意识准备的图像，梦想和愿望，激励自己。大多数的愿望可以以这样或那样的形式实现，甚至在年龄很大的时候也可以实现。然后扔掉恐惧。要记住：是你在做决定！

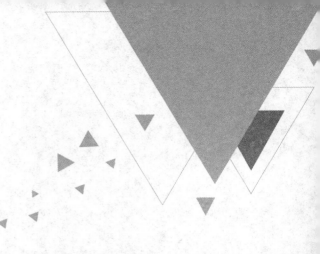

Chapter **15** >>>
我想我正在变得健康：
如何唤醒自己的自我修复能力，为什么说潜意识
通常是最好的医生

重要的是要用灵魂来治愈肉体，并通过肉体来获得灵魂。

奥斯卡·王尔德（英国小说家、诗人、剧作家）

你认为安慰剂是无效的糖丸吗？毫无效果的纯糖果？那么在一定程度上，你是对的，因为安慰剂不包含对身体有直接化学作用的物质。但这并不意味着它们是无效的，完全不是这样。"假装"的催眠力量在很多情况下都不比安慰剂的效果更明显。根据最新的发现，安慰剂要比人们此前想象的复杂得多。

德国汉堡大学医学中心的研究人员最近通过一项复杂的实验获得了惊人的发现。他们选了15名健康男性作为受试者，用两种不同的乳膏擦他们的手臂。受试者被告知，其中一种乳膏是安慰剂，另一种则包含一种真正的止痛药。随后，对每支已经经过特殊防腐处理的手臂再进行痛苦的热处理。与此同时，对每个人的脊髓都进行了功能磁共振成像，这可以清楚地表明神经是否在活动，哪里在活动。这些受试者在涂抹了含有真正止痛药的乳膏后说，感觉疼痛明显减轻了。

不吃药、不打针，用催眠暗示

但受试者不知道的是，这两种乳膏其实都是没有活性的安慰剂！实验表明：当你知道一种药物是安慰剂时，安慰剂就会失去作用。这本身并不令人惊讶。这个实验的革命性影响是另外一回事。研究人员发现，当受试者相信药物能保护他们免受疼痛时，脊髓实际上几乎没有传递疼痛刺激。相比之下，如果他们接受安慰剂治疗，脊髓内的疼痛活动反应就会增加。

长期以来，人们一直认为安慰剂的作用是基于这样的事实，即大脑只是简单地以客观的方式解释客观存在的疼痛，因此无法察觉到疼痛。相反，这项研究结果也证明：安慰剂实际上的确可以减轻疼痛！作为理由，科学家猜测，当身体认为它正在接受止痛药治疗时，那么它就会释放出止痛物质。这其实是一个催眠暗示！受试者专注于无痛的想法，事实就是如此。

服用阿司匹林的人理所当然地期望疼痛消失。我相信你知道这一点，大多数时候，这种止痛效果在5分钟后就会感觉到，头痛会消失。现在我要告诉你一件让你吃惊的事：这实际上是不可能的。是的，让它在你的舌头上分解一次你就知道了：这是不可能的！事实上，这种药物至少要20分钟才能到达它能起作用的地方。要一个半小时以后，才能发挥作用，真正减轻疼痛。相反，"我吃了这药，我就不疼了"的暗示可以使疼痛立即停止，事实的确如此。

现在，使用阿司匹林治疗的头痛通常是较轻的疼痛。没有人会想到用头痛药来治疗重伤者。当然，在治疗重伤者时使用的也是真正的药物，而不是安慰剂。但在二战期间，亨利·K·比彻医生却这么做了，当然是因为不得不如此。他所在的野战医院里，吗啡已经用尽了，为了不让受伤的士兵陷入绝望，他只是假装向他们注射了吗啡。但事实上，每个注射器中只有氯化钠，也就是说只有盐水。但是，与比彻医生的担心相反，这种欺骗行为并未被发现。相反，与注射了吗啡一样，伤兵们的痛苦也消失了。注射这一仪式已经发挥了作用。

止痛药起作用，是因为上面写着"止痛药"吗？

所以，现在要问的问题是：止痛药之所以起作用，是否仅仅因为上面写着"止痛药"三个字？活性物质可以忽略不计吗？这两个问题的答案都是：是，也不是。活性物质确实有效，但如果没有活性物质，止痛的效果仍然大致相同，只要病人确信自己在服用止痛药。几年前，神经生物学家法布里齐奥·贝内德蒂发现了造成这一现象的原因。他发现，对获得一种有效的药物的期望会激活大脑中的奖励中心，导致多巴胺被释放。由于多巴胺在化学上与吗啡密切相关，所以镇痛效果也难以区分。

然而，安慰剂的效果远远超出了通过释放多巴胺而缓解疼痛的效果。安慰剂的效果通常与真实药物的预期效果相同。例如，通过实验还发现，激素、免疫系统或人体自我修复的一般能力也有这样的效果。奇怪的是，安慰剂通常还具有与其"真实"榜样相同的副作用。此外，研究人员还发现，大的药片比小的药片效果好，贵的药比便宜的药效果好。这并非都是源自我们想象的力量。

没有人能确切地说出西医疗法和药物的效果有多大比例是由安慰剂引起的，而又有多少是真正的活性成分实现的。我怀疑：这个比例会比任何一位传统医生所愿意承认的都要大得多。事实很清楚：无论是真正的药物还是安慰剂，都是在正确的方向提供帮助，我们的身体必须要自己恢复健康。

为什么说要想催眠有效，就得相信某些东西？

但是，安慰剂并非唯一能够说明我们的思想可以影响我们身体再生能力的现象。要想从疾病或手术中恢复过来，尤其有效的是信仰更高级的力量。但到底信仰什么并不重要。从这个角度来看，基督徒、穆斯林或佛教徒并没有多大区别。芬兰的一项研究表明，信教女性的平均寿命比非信教女性长12年。而英国的一项调查也发现，在心脏手术后，虔诚的患者不仅康复得更快，特别的一点是，他们中没有人死亡，而在不信教的对照组中，有21名患者术后6个月内就去世了。这些只是众多研究中的两项，表明宗教人士不仅恢复得更快，经历的并发症也更少，而且通常看起来更健康，患病的可能性也较小。他们的免疫系统工作得更好。这是科学界推测的。一个可能的原因是宗教人士会联合成一个团体。

一个真正的社交网络当然会起到支持作用，但在我看来，情况很明显：虔诚的宗教人士体验了催眠的力量。在平静、精神集中的状态下祈祷等同于催眠放松，祈祷的内容就是暗示。坚定地相信会得到帮助，为暗示打开了通往潜意识的道路，身体服从并启动治疗。就像安慰剂的作用一样。

当然，你不必突然接受宗教，这是行不通的，因为这违背了你的内心。但你可以承认，信仰确实起到了作用。例如，我们可以完全不受教会和意识形态的影响。我们的身体与精神并不是分开的，两者是相互影响的，此作用也可以在催眠过程中使用。催眠直接揭示了我们的精神是如何影响身体的，从而创造了一种信念，即催眠是有效的。因为你会看到它是如何工作的！这也解释了催眠对疼痛产生的显著效果：相信通过催眠可以从痛苦中解脱出来。这是一个非常有效的循环。

正如我们在本书第一部分中看到的那样，在催眠过程中，有意识地集中精力也属于放松技术的重要组成部分。即使你没有将主动的放松方式（注意：在看电视的时候喝啤酒或吃薯条属于被动放松）与暗示结合使用，也可以在健康方面取得可观的改善。在一项为期四年的研究中，美国达特茅斯学院的研究人员研究了放松对十五周抗压力课程参与者的影响。抗压力课程的参与者学习了瑜伽、冥想和气功这三种放松方法。和我一样，人们认为不是每一种方法都适合每一个人，因此每个人都有一些东西可以让他（或她）将其长期融入自己的生活。

参与者表现出的焦虑、抑郁、急性疼痛和情绪波动的情况明显减少。此外，这些抗压力课程的参与者还报告说，他们患病的次数明显减少，并且身体力量、灵活性和平衡能力都得到了提高。如果经常放松，则由压力导致疾病的可能性能够趋向于零，这是极大的健康促进因素。只要经常放松就能获得。

作为通用药物的自我催眠

加上有针对性的暗示，你就可以将催眠作为你选择的治疗方法了。下面的练习是基于我们的味蕾和整个身体对我们的想象力做出反应的现象进行的。如果你只是尝试让嘴里流口水，可能什么都不会发生。但是，如果你饿着肚子想着你最喜欢吃的菜，那就完全不同了。当斯坦福大学的一个试验对象想到食物时，消化液的产生量增加了70%。当然，想的内容不同，效果差异也很大。如果你在投入地想一个柠檬，你会感觉到你的嘴巴在收缩。你可以试一下，想一想：当你切开柠檬时，会有柠檬香味进入你的鼻子；当你将柠檬切成薄片时，柠檬汁会在菜板上流动；当你咬它的时候，你的嘴巴会收缩。我为什么这么说？你很快就会知道。

　　你可以像往常一样，将下面的练习录制下来或者从记忆中执行。为了最大限度地发挥练习的效果，建议你先做一个思维停止练习。

长生不老药

　　闭上眼睛，

　　用鼻子深吸气，

　　用嘴巴呼气。

　　再次用鼻子深吸气，

　　用嘴巴呼气。

　　再来一次。

　　放松自己，

　　放松你的头，

　　放松你的脖子，

放松你的上半身，

放松你的手臂，

放松你的肚子，

放松你的双腿，

放松你的双脚，

一直放松到脚尖。

放松你的全身。

现在，想象一个香柠檬，

一个美丽、芬芳、完美的柠檬。

但这不是普通的柠檬，

它拥有让你永远健康的魔力。

拿着这个稀有的水果，

握在手中。

感受它的力量，

然后拿起它，将其切开。

当你切下一片的时候，

它的汁涌出来，闪闪发光，

果汁散发着新鲜、健康的香气，

那是长生不老药的芬芳，充满无尽的健康。

你咬了一口柠檬片，

感觉到口中的酸味，

酸酸的、健康的果汁在你舌头上流淌，

你感觉到嘴巴在收缩。

想象一下，

果汁开始发出清新、纯净的光芒,

扩散在你的嘴巴里。

这种果汁是能让每个细胞更新的灵丹妙药。

长生不老药正从你的嘴巴里扩散到你的头部,

流进你的喉咙,

你的肩膀,

把它的治疗力扩散到每一个细胞,

扩散到你的手臂,

你的上半身,

你的内脏,

你的骨头,

你的每一个细胞。

随着长生不老药的扩散,

每个细胞都发出永恒的健康之光。

长生不老药及其光芒流入你的腹部,

进入器官,

进入大腿,

进入双腿,

进入双脚,

进入脚尖,

充满你的全身。

现在想象一下,健康之波在你的全身流淌,

你的整个身体都在自我更新,

在此过程中,

你的身体完全放松。

请你享受这一刻。

现在，我数到三，

当你听到三的时候，

睁开双眼，

回到现实。

你会感觉非常舒适，

完全放松。

一，

二，

三，

睁眼。

这个练习非常具体地唤醒了你的自我修复能力，并增强了你的免疫系统。如果你意识到感冒正在冒头，你就可以通过这个练习把它扼杀在萌芽状态。在这种情况下，可以让发光的长生不老药特别停留在你感觉到感冒最初迹象的地方，例如喉咙、鼻子、前额后面或胸部。每天至少做两次这个练习，直到感冒症状消失，不要着急，慢慢来。

美国癌症研究人员卡尔·西蒙顿的测试证明了这样的想象实际上具有可衡量的效果。西蒙顿假设，除其他因素外，免疫系统功能低下是导致癌症发展的原因。实际上，癌细胞在我们体内会反复出现，但被我们的身体防御系统立即清除。只有当防御能力减弱时，癌症才能扩散。

　　因此，西蒙顿让159名被诊断出患有不治之症的病人进行放松练习。然后，患者应该尽可能生动地想象，他们的白细胞正以强大的鲨鱼的形式攻击和吞噬已经受损的癌细胞。为了取得更好的效果，患者应该想象，他们的淋巴细胞以他们特别喜欢的另一种战斗形式出现，例如骑士或者超级英雄。在研究对象的想象中，这些帮手也在与癌细胞做斗争。这种心理训练进行了很长时间。大约两年后，四分之一的患者的健康状况有了很大改善，即使之前医生预测他们很快就会去世。14名患者的癌症症状完全消失，12名患者的肿瘤面积明显缩小，还有17名患者，他们的癌症也没有进一步扩散。

　　科学家霍华德·霍尔受西蒙顿研究的启发，也开始了自己的实验。他也采用了西蒙顿使用的"白鲨暗示"，但是在这种情况下健康的参与者应该想象的是，鲨鱼如何攻击感冒病毒。催眠会议结束后，霍尔测量了受试者血液中的淋巴细胞的数量，发现明显增加了。免疫系统已被成功激活。

伤口愈合

　　如果你生病了，你想尽快康复是可以理解的。但是，如果你因为想更快地摆脱你的疾病症状而不耐烦，这可能会造成压力，反而延缓康复过程。"伤口愈合"这个暗示可以帮助你保持冷静，并从精神上促进你的身体康复。它支持潜意识，把所有有利于伤口愈合的东西都引出来。它也想让你知道：从伤口形成的那一刻起，伤口就开始愈合。在任何情况下，伤口都是这样做的，即使你一开始还没有看到这一点。一旦伤口愈合，它仍然需要一段时间才能不再发红，不再流血，不再疼痛。在此期间，这样的伤口通常看起来也不太好看。但我相信，你知道伤口会愈合的。在这段时间里，身体形成了新的细胞，修复了它，并尽了一切努力来恢复它。任何疾病都是如此。记住，伤口愈合了，你已经在康复的路上了！

让痛苦的飞碟飞走

另一种解决头痛、鼻炎或颈部瘙痒等疾病症状的方法是认识到这些症状并不影响全身。虽然各种情况有所不同，但我们仍然有90%，甚至99%的身体是完全没有症状，没有疼痛感的。尽管如此，有人会认为"我病了"，这样就好像是自己把疾病和整个身体联系到了一起。而通常感到不舒服的其实只有很少的部位。以下简单的可视化有助将聚焦在疼痛和不适上的注意力转移开，从而明显地缓解症状。

但在此之前，我有一个小小的提醒：你的身体通常想通过疼痛告诉你一些事情。在你使用催眠练习之前，对于不知道原因的疼痛，一定要让医生检查一下。事实上，如果你忽视了疼痛的真正原因，它可能会产生不良的后果。例如，疼痛可能是由肿瘤、内伤或其他疾病引起。但如果只是感冒或宿醉疼痛，你可以放心通过以下催眠练习处理。

● 闭上眼睛。问问自己：疼痛在哪里？尽可能精确地定位疼痛所在位置。

● 接着问自己：疼痛是什么样子的？是什么颜色的？它会发出什么声音？或者疼痛会像音乐会开始前乐团的调音一样嗡嗡作响，并发出令人讨厌的霓虹绿吗？

● 让思想去接近疼痛位置（或其他受影响的区域），想象出一个光圈，圈住疼痛的位置，将其与身体的其他部位清楚地分开。

● 现在，让思想短暂地离开疼痛位置，去感觉身体其他的部位。仔细感受其他身体部位不痛苦不堵塞的感觉。

● 现在想象一下，你的症状像不明飞行物一样飞出来，飞得很高，当你的症状随之消失时，噪音变小了，绿色也变弱了。

● 现在，你的头部或身体其他位置会有一个缺口，被一个光圈围着。现在，请将你身体其他部位的感觉带入这个缺口，让它完全流入缺口中，直到再次感到你的身体是一个完整的整体。

你会发现，片刻之后，你的身体感觉已经发生了很大变化，已经感觉不到其余的疼痛了。这是一个神奇的时刻。你先对疼痛或其他症状说："你好！我已经感受到你，也看到了你的样子，听到了你的声音。"你没有去驱赶它，而是接受了它。但是接下来，你将注意力移开，疼痛就消失了。可能不是完全消失，但至少明显地减轻了。你还可以尝试利用此可视化功能来让其他不愉快的感觉消失或减轻一段时间。例如，当你非常疲倦的时候，或者在堵车时却很想上厕所的时候。

在这种情况下，你的注意力也会使结果差异很大！

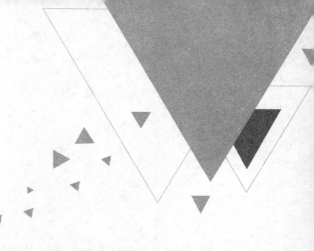

Chapter **16** >>>
乐趣的来源：
如何在合适的声波中更有效地学习，如何在大脑中使用记号笔，如何让考试成为你的表演

最大的奇迹发生在最大的沉默中。

维廉·拉贝（德国小说家）

催眠与学习是密不可分的，因为每一种催眠其实都是一个深入的学习过程。但是，如果你正在参加培训、上大学或正在准备参加一个重要的考试，现在希望在催眠状态下，在几分钟之内将所有学习内容"植入"你的脑海，那我恐怕要让你失望了。这是不可能的。不过，可以利用催眠技巧和对潜意识功能的了解，以有趣和成功的方式更高效地学习。催眠的成功需要两个至关重要的条件，它们对于学习也很重要：放松和专注。同样，影响催眠效果的东西也都会影响学习。甚至在你坐下来读书之前，你也可以做很多事情，使学习尽可能轻松和高效。

这首先要从学习地点的选择开始。最好找一个安静的地方，让你感到舒适和安全。如果是读小说、回复电子邮件或思考好的办法，在一家热闹的咖啡馆就很好，但是当你想真正专注于某件事时，在咖啡馆就会变得很难：新的顾客不断拥入，大声地聊天，店里还播放着流行音乐，咖啡机发出嘶嘶的声音，无论你想还是不想，你的注意力都会受到它们的干扰。

减少背景噪音

如果你能尽可能地减少周围的噪音源，学习就会容易得多。

不仅如此，你还可以更轻松地使用本书中提供的仪式和练习。

科学研究一再证明，如果在房间中有一台收音机正在低声地播放流行音乐，想集中精力并学习新的东西就会明显困难得多。习惯在学习的时候播放音乐的人经常这样说，说自己只有在这种情况下才能专注。不要自欺欺人了，这是个谬论，人们是不会习惯这样的。但是，这一原则有一个很重要的例外，它甚至可以促进学习，也可以支持带有暗示的催眠。

利用莫扎特的音乐提高学习效果

根据美国加州大学欧文分校神经生物学学习与记忆中心的一项研究，古典音乐，更确切地说是莫扎特D大调的两首钢琴奏鸣曲可以提高人的智商。如果让学生在智商测试前听上10分钟莫扎特的这两首音乐，他们的智商测试结果与对照组相比能平均高出难以置信的9个百分点。德国汉堡大学的一项研究再次表明，缓慢而低声演奏的古典乐曲，例如莫扎特、巴赫或舒伯特的作品，会有助于学习，新的信息和知识可以被更好地接收和保存。

但是，古典音乐应该直接在学习之前或在学习过程中非常安静地聆听，也就是说，播放或演奏的声音应该是达到刚好能听见即可。

其背后的秘密是脑电波。在聆听古典音乐时，大脑会在轻松的α波范围内摆动。这就是我们处于轻松的流体状态的区域。心流入门练习和所有通过集中精力进行的放松练习也会使你的大脑在α波中摆动。在α波状态下，学习会变得轻松自然。

当然，你不可能完全控制所有噪音。我们总是被各种背景噪音所包围。这指的是可以在背景中听到且与我们无关的声音，但是它们会在不知不觉中影响我们的注意力。你可能还记得，我们在前面提到，我们的潜意识会接受绝大部分的内容，但我们可能完全没注意到。我们没有有意识地去注意它们，但是我们的潜意识却一直在保持警惕。例如，大城市里一直在嗡嗡作响，交通噪音，建筑噪音，不同来源的音乐以及无数个单独的噪音，谈话的声音、开门关门的声音、开合垃圾桶的声音、球场上的欢呼声、孩子们的叫喊声，等等。即使在周日和节假日，也永远不会真正平静下来。即便是在人们以为已经很安静的时刻，也几乎总能听到一些声音：暖气管道的噪音、洗碗机的滴水声、楼上邻居的脚步、通风口中的风扇声，等等。

如果你在某个乡村旅馆过夜的时候，或者在户外露营的时候例外地体验到了真正的寂静无声，这就是一个启示。寂静虽然很少能够持久，但几乎总是被柔和的自然声音所浸透：树梢上树叶沙沙作响，雨的淅沥声，溪流的声音或蟋蟀的低鸣。但是这些声音的质量与城市的侵入性噪声截然不同。他们不是干扰，而是给寂静打下基础，并且会激发对学习友好的 α 脑电波。这就是在自然中学习效果很好的原因。有了这些可听见的微弱的声音，反倒能使我们更清楚地知道周围是多么的安静，我们在城市中是不会听到它们的。大自然的声音对我们大多数人来说都是自然的锚，可以使我们想起美好而轻松的时刻，例如假期、周末郊游、散步等。你还可以录制一些自然的声音用来放松身心，虽然这些声音通常可以在冥想CD中获得，但原始的声音效果更好。

关掉光学噪音

　　置身于自然中还有一个好处：这样我们就能摆脱广告牌上、屏幕上、商店或报纸上不断出现的细微（广告）信息，它们以视觉的方式冲击着我们。因为还有像光学"背景噪声"之类的东西，它们也会像声学噪声那样分散我们的注意力。

　　神经科学家在测试中发现，那些桌子上堆满了垃圾并且通常比较凌乱的人的工作要比坐在整齐的桌子前的同行做得差一些。为了引起别人关注而故意弄出的混乱也会增加压力。

　　你还记得之前介绍的，通过凝视来固定思想的练习吗？但是当四面八方的东西都进入视野时，这就变得困难得多。所以你也可以在家中做很多让思维清晰放松的事情。把多余的东西都扔掉。那些你不用的东西，即使你已经不记得它们了，仍然会引起关注。想象一下，这些东西的每一件都会在你的潜意识占据一席之地。每件东西都会对你造成影响。

　　当然，放手也不是那么容易。在我们的基因中，我们仍然是狩猎者和采集者。我们体内的某种东西命令我们，要囤积东西，以应对困难时期。科学家发现，当我们不得不告别物体时，我们大脑中的特定区域是活跃的。简而言之，当我们烧伤手指或割伤自己时，也就是感到疼痛时，就会触发同一个中心，它就会发火。所以放手真的会令人感到疼痛。但是，如果我们真的坚持做到这一点，"痛苦"就会很快转变，使人感到轻松，让人感到获得了可以接纳新事物的空间。不仅在你的家里，而且在你的头部中都突然多出来了空间，可以改变的空间，或者可以存放学习内容的空间。

你现在应该已经明白了。那么就把家彻底清理一遍吧。收拾完之后，请环顾四周看一看：哪里还会让视觉不安？电缆杂物可以放到电线盒后面，让人感到紧张的货架墙可以放到滑动门或窗帘后面。家具的重新摆放也能让人安静下来。很多人发现，按照风水原则使房屋结构清晰是很有好处的。家具与墙壁平行或成直角放置，而不是对角放置在房间中间。绿色植物为眼睛提供了休息的地方，也适合作为曼陀罗使用。

可以说，天才实际上是在通过消除混乱控制混乱。这同样也适用于虚拟世界和你的电脑。如果你的电脑桌面上排满了各种各样的小东西，或者浏览器同时打开了20个网页，那么你的注意力就会分散，难以集中。如果每隔几秒钟就会收到声音提醒，提示收到新的电子邮件或Facebook评论，那么你的想法就会被分解成无数的小碎片，每一块碎片都希望立即被关注。因此，关掉电脑不仅仅是一种象征意义的收益，这对学习至关重要。

让头脑放空

在坐下来学习之前，花费20~30分钟的时间让自己平静下来是很重要的。这可以让大脑做好开始接受信息的准备。另外，也不能刚刚下班，还没从找车位的烦躁中摆脱出来，还带着日间工作时的想法，就马上坐到书桌前开始夜校课程的学习。如果你这样做，则只会看到事倍功半的效果，因为你的大脑还处在忙碌的β波段。你首先应该先做一些安静的活动。不要下意识地到家就打开电视机，而是最好安静地泡一杯茶或者咖啡，或者舒舒服服地吃晚餐。另外，身体活动也是可以接受的，可以慢跑一圈或者轻松地散步。在这个过程中，你可以加入一个思维停止练习，让你为即将到来的事情做好准备。

在学习之前，一定要把放松或思维停止练习作为固定的习惯。记住：学习就像催眠一样。在这两种情况下，你都希望向你的潜意识中植入一些东西，以便在以后需要的时候可以随时调用。

聪明的重复的力量

暗示重复的次数越多，就越容易进入潜意识，学习内容也是如此。要想最大程度减少做无用功花费的精力，就不仅要在合适的时间学习，更要在合适的时间进行复习。以下几点不仅对大脑友好，也非常有用，这已经得到了证明。

●确定学习时间：尽可能每天在同一时间学习。就像到了一定的时间就要吃饭一样，你的大脑也习惯了，到了特定的时间就会更快地打开接受信息的通道。对于大多数人来说，上午和下午早些时候学习效果最好。

●将学习材料分成小块：将学习材料分为尽可能不同的小块。例如，如果你有两个学科要学习，那么你就先用一小时学习一个学科，然后再用一小时学习另一个学科。两个时间段所学内容差异越大越好，例如先学一个小时理科的内容，再学一个小时文科的内容。大脑喜欢变换学习，学习单调的内容容易引起疲惫。

●学会休息：要主动休息。每隔30分钟休息5分钟，每隔2个小时休息15~20分钟。休息的时候要站起来，可以散步、做伸展运动、冲泡咖啡或茶。但不要打开电视，也不推荐上网，因为那样很快就会引起注意力的转移。

●专注于一件事：在休息期间，你应该专注于工作而不要远离学习材料的主题。既不要去上网，也不要想着网上的事。专注于一件事不仅是催眠的基础，也是学习的基础。在学习期间，请关闭电子邮件、电话和社交网络的信息提示（如何消除你想分散注意力的冲动，我们马上就要讲到）。

●学习时间要短而精，不要长而空：即使是在比较重要的考试前，也要尽可能每天学习时间稍短一些，学习的时候要精力集中。不要花费大量的时间学习，但中间又常常分心走神。所以2个小时高效率的学习要比6个小时不专心的学习效果更好。一旦学习时间长了，你就会不断地把你的大脑带到其他的想法上去。这就像冥想一样，如果每隔几分钟就被打扰一次，那么就不会有效果。这样的情况下，学习效果只会很差，甚至根本没有效果。相反，全神贯注学习的好处是：你很快就有时间可以玩了，而且还不会心里内疚。

●总结要点：在学完一个主题单元的内容后，要根据关键词进行内容总结，总结的内容手写到卡片上。根据美国加利福尼亚大学洛杉矶分校的心理学家丹尼尔·奥本海默的观察，学生用手做笔记比在电脑上打字学习效果更好。用手写字可以测量出更多分布在不同区域的大脑活动，可以使写的内容被记得更牢固。因此，如果你正在参加研讨会或正在上课，你就应该用手来记笔记了，这样可以节省宝贵的学习时间。

●睡前小复习：睡觉前，拿出写有总结内容的小卡片，花5~8分钟的时间再复习一遍所学的内容。这样可以加深大脑的记忆痕迹。另外，通过入睡你可以很快把所学的内容带到 α 和 β 波段范围，所学的内容可以在那里被牢牢保存。

●早间召唤：早上起床后，花2~3分钟时间，再把前一天记的卡片浏览一遍。这可以重新激活所学内容，并训练随意调用的效果。

●每周检查：每周找出一天来复习。无须重新学习新的内容，只需再次浏览一遍本周所学的全部内容。这样可以将所有学习内容从短期记忆转移到长期记忆中。尤其要关注那些你发现自己还掌握得不够好的内容。

合理对学习内容进行分类是学习任务的一部分：优先级的三个类别

设置优先级有助于避免恐慌并能做到心中有数。如果为了一个考试需要快速学习很多东西，那么你就不要慌乱，一定要按照重要性对要学习的内容进行排序。A类是最重要的，考试必考的东西属于这一类。应该掌握但又不如A类重要的内容可以分到B类。其余那些不太重要，但是能决定成绩是优秀还是良好的知识点属于C类。

如果你按照这一原则学习，那么在你对学习材料进行分类的时候就已经有效果了。你已经了解了要学习的内容。如果没有基本的理解，你就很难判断什么内容是重要的，什么内容是不重要的。这样，在你的大脑中就创建了最初的记忆痕迹，你也熟悉了学习的内容。可以说，这是对大脑进行热身。

然后，当你开始学习并完成A类的内容时，你已经完成了一个重要的任务。这给你带来了成功的体验，也让你的神经平静下来，因为你通过考试已经没问题了。这样你就可以毫无压力地继续学习了，这也是一个重要的影响，因为压力会影响你的智商。在完成了B类内容的学习之后，你会觉得更安全了。如果你已经没有时间再学C类的内容，那么你也只是错过了一些相对不重要的内容，考试的核心内容你都已经掌握了。

积极的学习动机：向全世界展示你所拥有的一切！

　　让学习为你带来成就感并热衷于考试。要在你的日常学习生活中建立一个暗示："我终于可以展示我的实力了！"与满怀恐惧地等待别人来发现问题相比，这是一种完全不同的感觉。一定要停止所有与失败有关的想法，这里你可以使用本书第6章中介绍的技巧。

　　如果我要以足球运动员的身份在世界杯总决赛中罚点球，我一直在想："哎呀，夺冠的重任就在我的肩上。如果我失败了，我就是千古罪人了。"那我就有麻烦了，因为我可能会大大增加罚失点球的概率。而如果能这样想："太好了，我现在可以向全世界展示我罚点球的实力了，我现在就把它射入对方的球门中！"就更有可能射门成功。尤其是当对方守门员感受到我的自信时，效果会更加明显。你可以想想维京战士的演讲！

　　如果你对自己的能力有信心，当你的精神放松时，学习就容易多了。相反，如果你不停地对自己说："哎呀我的妈啊，这我可做不到。"你的潜意识就会对此做出反应，不幸的是，这个反应不一定让你的学习变得更容易。相反地，它会服从暗示，最坏的情况就是让你真的"做不到"，这样的话，学习对你来说也是一种压力。而如果你能放轻松，没有压力，带着兴趣，从容地学习的话，学习就可以是快乐的源泉。我们就可以进入正循环，大脑会分泌幸福荷尔蒙来奖励这种学习方式。

　　如果你过分挑剔，在每一个小错误之后都把自己贬得一文不值，那也是不好的。例如，如果你在一次失利的考试后先问自己："怎么回事，为什么又把一切都搞砸了？"那么你的潜意识就会给你列出一份清单，列出你可能搞砸的所有事情。这不会给你积极的激励，更多的是会让你恐惧。恐惧就像刹车片一样影响学习动机和学习能力。

你最好这样问："我都有哪些事情做得比较好呀？"即使你知道，你不可能所有事情都做得很好。没有人能什么事都做得很好。你可以犯错，不，你肯定会犯错。所以当你问："我都有哪些事情做得比较好呀？"你勤奋的潜意识也会给你列出一份清单。但和上面的清单不同，这份清单能培养你的自信，激励你继续学习。当然，你还是应该分析一下你所犯过的错误，以便从中吸取教训。但最好不要在恐慌状态下这样做，要在完全放松的状态下这么做。要对自己好一点。记住，最糟糕的事情不是你犯了错误，而是你失去了动力，放弃了。如果这样，你就不可能取得学习上的成功。

消除考试恐惧

你害怕考试吗？那就在考试前扮演侦探。搞清楚考试将在哪个房间里举行，至少要去这个房间看看，去的次数越多越好，想办法让这个房间充满积极的感觉。例如，当你走进这个房间时，你设置暗示："每次我走进这个房间，我都会记得……"在这个暗示中填入一段美好、轻松的经历。这样你就不会有恐惧或紧张了。也可以用其他的暗示，例如："这是一间可以让我完全放松的房间"或者"在这个房间里，我可以想到一个又一个的好主意"。

此外，你可以在家中做之前介绍过的"天梯"可视化练习，并将你考试的地点融入这个练习中，直到它与幸福感密不可分。然后设置一个锚点，以便在考试的时候使用。

如果你不知道考试将在哪个房间举行，或者考试地点可能在短期内发生变化，那就带着暗示想象一个常见的考试情景。当你感觉到恐慌的时候，就做心流入门练习，这样你就不会那么慌了。

大脑中的记号笔

即使你目前没有在准备考试，立即记住重要的事情也是很有用的，这样你以后要做的工作就可以少一些。每当你在阅读中遇到一些特别引人注目的内容时，你都可以立即将这些内容锚定在你的记忆中。

对我自己有帮助的是一个黄色的记号笔。

这不是一个真正的黄色记号笔，只是想象中的记号笔。当我在读书的时候想"哦，这个内容我得记下来"时，我把书放在我头的右侧，这样我就只能在头向右转的时候才能读到书的内容。然后，我就盯着书，反复阅读，同时我慢慢地把书从头的右侧移到左侧，直到书最终停留在我头的左侧。在这样做的时候，我想象着，文字正在以我移动书的相同的速度，被黄色记号笔标记。这样就可以在大脑中建立一个稳定的锚点。

我用这招解决的第一个问题就是我的拼写缺陷，我从小就对此非常苦恼。当我在阅读中遇到一个很复杂的单词的时候，如果我知道我不能一下子就把它拼写正确，那我就会使用这个标记技巧，将来就可以毫不费力地把这个单词正确地拼写出来。

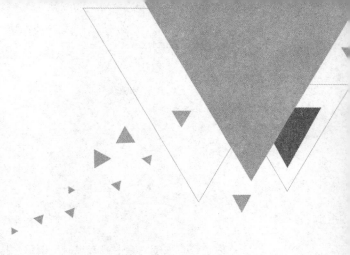

Chapter 17 >>>
解决拖延症：
你是如何获得令人陶醉的成功感觉的，如何解决
分心的问题，怎样才能一直开开心心地做事情

并不是因为事情难我们不敢，而是因为我们不敢事情才难。

塞涅卡（古罗马哲学家、戏剧家，

《论道德的书简》作者）

　　你是否有拖延的习惯或者患有所谓的"拖延症"——就是总强迫自己推迟重要的任务呢？你总是在最后一刻才为考试复习吗？你总是拖到最后一天才去交重要的材料吗？你是不是直到旅行出发的前一天晚上才开始收拾行李呢？如果是这样的话，那么你可能是缺乏所做事情对你的奖励，让你无法充满做事的热情。在一个同事告诉我的一个小故事中，孩子们也出现了类似的情况。

是挫折而不是兴趣——缺乏成功体验的恶性循环

　　一位老师带了一个问题班，在这个班级里，几乎所有的学生课堂作业都做得很差。他们在这方面没有经历过成功，没有获得过学习的奖励，也从未体验过成功的学习和成功完成的任务所带来的大脑中多巴胺分泌和乐趣，所以他们的表现越来越差。学习的欲望陷入持续的低谷，学生们把学习搁置在一旁。老师们和家长们都认为他们是懒惰的孩子。

　　其实这是一个恶性循环：如果总听到别人说，自己什么都做不了。另一方面，在实践中又不断地发现自己什么都不知道，这就会成为常态。不学习和不知道实际上成了一种习惯。不学习可能有个好处，就是下午有空闲时间玩，因为他们不需要为明天的课做准备，剩下了时间。但这背后其实有一种沮丧的想法："反正也学不好，学不学都无所谓了。"自信和动机陷入了无底洞。

幸运的是，这个班级的老师突然想出了一个主意，要让学生们体验一下学习成功的感觉。他的做法相当聪明：在半年的时间里，他每天都让学生们做一次小测验，但教学计划中并没有要求这样做。与传统测试的不同之处在于，学生们会提前一天得到测试题目和答案。所以他们很清楚自己该怎么做。他们所要做的就是做最低限度的努力，看看题目和答案。他们做到了。这样他们就能每天都学到一小块的学习内容，另外，当他们发现自己可以回答一些问题并能得到一个好分数时，他们就会感到兴奋。结果是惊人的：突然间，学生们在其他方面也开始主动学习了，他们想再次感受成功。这些小测试激发了学生们的动机，他们想在后面的真正测试中重新体验这种令人陶醉的成就感。因为他们提前学习了要考试的内容，所以学习突然变得容易多了。堕落的趋势被成功打破了。

这对你意味着什么呢？

如果任务看起来太多，让你对此望而却步时，你不应该苛求自己。这种情况下，还是要分成小步骤来做，这可以带来长期的成功，也可以让你在做这个工作的时候感到快乐。例如，如果你学习一门新的语言，你最好每天学习15分钟，而不是一周学习一次，一次持续1小时45分钟。虽然每周的总学习时间是一样的，但分配到每天学习的效果要好得多。另外，学得也更容易，学习的东西可以被更好地记住，每天都会有成功的经历。只要简单地回顾一下前一天的学习内容，然后意识到："太好了，我都能想起来！"那么肯定会获得多巴胺奖励。

为什么拖延？原因有很多，问题却只有一个

导致拖延的原因有很多，至少乍一看是如此。这包括精神上、身体上或情感上的疲劳，也就是说，现在太疲惫或者没有心情去做报税表、去准备报告或者去锻炼。

另外，认为自己做不了的担心也会让自己失去行动能力。这往往是建立在旧的消极经历基础上的。你可能会想："我都已经不学了，我现在为什么要参加考试呢？"然后就会回避，直到拖到最后关头，再也没得可拖。那些拖延了很久的人不仅使他们所面临的压力大大增加，而且还增加了失败的可能性。此外，整件事都是在"压力"中获得的体验，不是积极的体验。这样很可能会导致的一个结果是：下一次你还会回避类似的任务。

做事不耐烦，因此放弃得太快，也是拖延的原因之一。事情如果不能像你想象的那样直接看到结果，你就会失去兴趣。例如你刚学了一星期某种外语，就期待能够用这门外语和人顺利地交流，或者做了一周的力量训练之后就希望自己能看起来像年轻的施瓦辛格。和期待太高一样，试图完美也会使人"瘫痪"。然后就会因为害怕失败而崩溃。

所有这些问题都有一个共同点：

还是没有把目光放在达到目标的每个小步骤上。而这正是能够最终取得成功的策略。只有一小步一小步地往前走，每一步取

得一个小的成就，才能享受这个过程，才能或早或晚、终有一天实现目标。

分阶段对抗拖延症

我承认，我不愿做任何与税收和记账有关的事情。幸运的是，我有一个很棒的税务顾问，他可以为我做纳税申报。尽管如此，我还是得整理票据，记录我为什么有这些支出、我招待了哪些人等等。但是我很长时间都没能把这些票据大致分类并放到一个盒子里。这一点我的税务顾问可以证明。我仍然时不时坐在那里说："嗯，如果我现在做这些事，那么我的一天就会被毁掉，因为我整天都在忙于这些杂事。"

拖延症太棒了！

此刻，在我的脑海里有一个小恶魔和一个天使。天使就像一位认真严肃的教导员一样看着我。而小恶魔大叫："烦人，讨厌，一天都是乱糟糟的。让税收、票据走远点！人生苦短，不能总干票据分类这样的烦心事，要好好享受生活的每一天！"所以，如果我听从小恶魔的话，我就不会去整理我的票据。这样的好处是：我可以好好享受这一天。

我每次都会这么想。

你还记得本书第8章的自我反省练习吗？就是当你突然失去实现目标的动力时要做的那个三栏练习。在高级版本中，这个练习还可以帮助你在紧急情况下解决拖延症危机。你需要一张纸，把它分成三栏。在第一栏写下现在阻止你执行你的计划的想法。

在我整理票据的例子中，这是一个巨大的挑战：

"我不想整理票据，因为我想好好享受这一天。"

在中间一栏列出第一栏想法变成现实可能导致的后果，例如：

"如果我今天不整理票据，那么就会……"

就会怎么样呢？例如：就会付出代价。如果我不整理票据，我的税务顾问就不能帮我完成纳税申报表。那我得额外多交钱，因为如果我延迟提交纳税申报表的话，税务局就会按天收取滞纳金，所以这会让我付出很大的代价。另外我也会有压力，因为票据不可能自动整理，只会越来越多。我知道总有一天我会把它们整理好的。明天我肯定又想好好享受。明天，除了整理票据外，我可能还有一些新的、非常重要的事情要做。这会给我带来更多的压力。而这种压力，作为一种潜意识的负罪感和压迫感，已经毁了我想要享受的今天。

让我们总结一下：

如果我不整理票据，那么……

● 我就得为此多花很多钱。

● 我的压力就会很大。

● 我就会有负罪感。

● 我会有更多的压力。

●也没人会帮我做这个工作。

●我还是不能好好享受今天。

这样看来，我想享受的这一天也不会那么美好了，对吧？但是，这里我们所列出的都是消极的动机。正如我们之前所分析的那样，从长远来看，恐惧并不是一个很好的动机。因此，在第三栏中，我把阻碍性的想法及其后果结合在一起，并将其转化为一个或多个积极的暗示。将其变成：

今天我想整理票据，这样我就可以……

●省下钱来给自己买些好东西。

●很好地放松。

●是一名真正的英雄。

●真正好好地享受今天剩下的时间。

●终于把这个事情做完了。

●好好享受后面的时间了。

这样看起来是不是就好多了？

我们继续。我要做一下心流入门练习，为了保险起见，再多做一个呼吸循环练习，让我的日常想法安静下来。然后，我会在最美妙的放松中植入刚刚开发的暗示，并尽可能地想象达到目标后的感觉。

然后呢？

　　我还是什么都没做。

　　为什么又这样了呢？

　　很简单，因为我又犯了一个错误，那就是只看到了目标。这是一个非常值得向往的目标，可惜它的巨大回报目前在我看来，就像我刚上五年级的时候就期待考上大学一样遥远。问题是，我要整理的票据不是只有那么几张，很快就能整理好。它们已经积攒了很久，已经堆成了"一座山"，一座珠穆朗玛峰一样的"山"，因为我已经好几个月都没整理过了。这座山对我来说是难以置信的高、难以置信的可怕。我今天不可能搞定！当我站在珠穆朗玛峰脚下的时候，我说："今天我要爬到顶峰！"那么大家都会说："这不可能，你做不到。你疯了吧。"

　　这当然不可能！

　　我今天能做到的是：到第一站去。明天能做的是：继续到第二站去。在第二站，我可能会休息一天，然后继续去第三站。然后我再休息一天，然后走到顶峰。回想一下我们之前介绍的"设计成功电影"的练习，也是强调分步走，强调阶段性目标的重要性的。

　　如果我把票据整理的工作分成几个小的部分，那么"票据山"的攀登就会突然变得容易。每完成一个阶段的任务，都会有奖励等着我。重要的是，我已经开始做这个工作了，因为我已经看到了第一阶段的目标，这一阶段的奖励已经在朝我挥手了。这样我就克服了最大的障碍。即使一开始我只是从一大堆票据中拿出几张，粘贴、做标签备注、放好。但是，迈出了第一步，就会获得动力，也能看到堆积的票据慢慢在变少了。

在稍微修改之后，我的暗示就变成了：

我想每天都整理15分钟的票据，因为这样我就……

●可以省下钱为自己买些好东西。
●可以让自己超级轻松。
●是一个英雄。
●可以享受每一天，没有负罪感。

15分钟的时间是比较合适的，即使非常讨厌报税整理票据的工作，也可以做到。当然，你也可以整理20分钟或半个小时。重要的是，在过了规定的时间之后，我真的会停下来，好好享受这一天，也会为自己战胜了心中的小恶魔而高兴。这本身就是对心理的极大奖励。但也许我还会额外给自己奖励一些特别的东西，例如一杯冰激凌，或者选个好看的电影，度过一个美好的夜晚，好让我的潜意识清楚地知道，这一新习惯确实是一件很棒的事情。我必须得到奖励，否则每天都不会有任何进展，因为这不是例行公事。在开始做这个工作的第一天就连续工作好几个小时，整理粘贴票据，这会破坏我的兴趣，让我的美好暗示变得毫无意义。

你知道吗？每一天，当我像一个英雄一样收拾好整理的票据后，我突然觉得自己就像世界之王。让我不敢不愿去做的只是一些愚蠢的想法，并非什么具体的事情。很快我就明白了，票据不会让我感到难受，我会因为这项工作而得到丰厚的回报。

如果你也患有拖延症，可以执行下面的计划：

● 制定长期目标，并确定完成后可以获得的奖励。
● 制定短期目标，并确定完成后可以获得的奖励。
● 把目标实现过程分成合适的阶段。
● 将其转化为暗示并锚定在自我催眠中。

通过这样的方式，那么你就几乎能做到所有事情。如果你每天都能写一页，甚至半页，那么总有一天也能写完一本书。如果你每天只做10分钟的体操，那么你的训练效果也会比那些每周都去健身房训练2个小时的人要好。你可以把这种方法应用到几乎任何事情上！当我想要拖延的时候，我都会用这个方法不断地提醒自己，并采取行动。

那么你还在等什么呢？

和全世界分享你的成功

我们有一种文化，在这种文化中，我们往往不能尽情地享受自己取得的成功。我们担心别人会嫉妒，所以我们会把取得的成功掩盖起来。这样的结果是，即便我们学到了新的东西，顺利完成了一些目标，也不会感到多么快乐。但是，与完成某个目标后的开心相比，尽情展示自己的成功，让别人看到"你们看，我是最棒的"是另一回事。

要养成让别人参与你的成功的习惯。整理好你的票据后，打电话给朋友请他喝咖啡或吃饭，或者和家人或朋友一起去看电影。

如果能分享成功带来的快乐，例如举办一个小小的庆祝活动，或者只是带着微笑和好心情到处走走逛逛，不仅可以给自己带来更大的回报，而且还能给别人提供一些好处。愉快的心情和美好的感觉都会表现出来。

想办法骗过讨厌的分心

一切都很好，目标特别明确，计划也非常合理，但你还是会分心？例如你为了集中精力工作，关闭了社交网络、电子邮件和微信的提示音，你会不会在半小时后像被遥控一样重新打开它们，把自己从心流中拉出来？你是不是会想"我就看一眼"？但接着你就又被粘住了，拖延症又开始了？

那你也并不孤单，很多人都像你一样。分心的问题和第12章中介绍的日常恶习很相似，可以用同样的办法来解决：

●找到诱因。

如果你已经有了最大的决心，但还是无法抗拒社交网络，那么这种行为应该是被某种刺激所诱发的，而你可能根本没有注意到这一点。

在电脑旁边放一张纸和一支笔。你会突然感觉到一种冲动，想放弃去做纳税申报或者去学习，而是想浏览社交网络，这时请稍停片刻。

问自己几个问题：

这是怎么回事？是我累了吗？是我遇到了一个无法立刻解决的问

题吗？是我感到孤单吗？

把你的答案写下来。

然后接着问自己下面的问题。

●当我分心时，我得到的回报是什么？

可能是一次休息；与他人的社会联系；或者几分钟内什么都不用做的感觉。那么想想你分心的动机是什么。写下各种可能的理由。

●寻找替代品。

你现在需要一个新的习惯，这个习惯可以为你提供分心同样的奖励，但没有旧习惯的缺点。旧习惯的一个明显的缺点可能是：虽然自己告诉自己只是"看一眼"，但却在网页中逗留了一个小时，因为在那里参与了一场辩论，完全失去了对计划任务的关注。

如果第一步中确定的冲动再次发生，就尝试去做其他事先已经想好的活动，以便带来同样的奖励。例如：如果你需要休息，就站起来喝杯咖啡。如果你感觉缺乏社交联系，你也可以喝一杯咖啡，但要到休息室去喝，因为那里会有其他的同事。如果你累了，就做个放松练习，或者去散散步。如果你需要放松，就去做一些也是必须要做的，但是做起来更简单的事情，等等。

●确立新习惯。

一旦你找到了替代习惯，你只需要再坚持几天，直到你的大脑习惯了在诱因出现的时候要求你去执行新的习惯，以获得同样的奖励。

另外，你也可以做本书前面介绍过的催眠采访练习。

Chapter **18** >>>
运动中的自我催眠：
更高、更快、更远——如何做到你认为不可能的
事情

精神造就了身体。

弗里德里希·席勒（德国作家）

尽管我现在更专注于催眠，但在公众面前，我首先还是作为一个读心者而出名。在读心的时候，过一会就会产生很多的直觉，等到了某一个时间点的时候，所有的事情就不能再从理性的角度解释了。但这也并不意味着理性解释是不可能的。

身体会毫不迟疑地对想法做出反应

但是，当你开始读心时，你可以遵循一些非常具体的规则。首先我们应该知道，每个想法都有一个身体上的等价物。所有人都是这样，无一例外。有时候，这些效应很小，以至于我们没有注意到它们。如果你了解并尝试过本书中的所有练习，那么你应该已经体验过身体对我们想象的反应。例如，在你想象发热的手的时候。正如身体会影响精神一样，思想也会影响身体。但是，你可以在思想上影响的不仅仅只是对温度变化的感知。

我们都熟悉一些表达，比如，"血在血管中都结冰了""冰冷的恐惧抓住了我"或者"我吓得脊背冰冷"等。这些是说我们看到或想到了一些可怕的东西，我们的身体出现了压力反应。这包括把血从皮肤、手和脚等部位抽出来，以促进逃跑所需的大块肌肉的血液循环。结果是我们会冷得浑身发抖。还有一些大家都很熟悉的表达，例如"馋得我口水直流"或者"我肚子饿得咕咕叫"。通常情况下，当我们看到或想到一些美味的食物时，身体会通过分泌消化液来准备进食。

我们的肌肉对想法也有反应。当想到"左"的时候，肌肉会轻微地向左移动。当想到"右"的时候，右侧身体的肌肉会有轻微的收缩。在通过接触读心，例如通过触摸某个人的胳膊肘来猜测他把一个东西藏到哪里的时候，我就能感觉到他在想哪个方向。

这种效应有一个名字，叫作卡彭特效应，这是根据英国科学家和医生威廉·本杰明·卡彭特的名字命名的。卡彭特在19世纪末首次证明了这一作用机制。运动员可以利用这种奇妙的效应，通过在精神上继续锻炼来弥补因伤造成的训练时间损失。他们还可以通过深入想象一个运动过程，例如发球，来改进他们的技术。

各种运动的教练都经常给他们的学生播放他们认为值得效仿的其他运动员的视频。仅仅通过对运动过程重复的观看，观看者就会在心中做起同样的运动，虽然这点几乎觉察不到，但却真的发生了。镜像神经元在这里也起着重要的作用。

如果你在你的运动中有一个榜样，那么想办法弄到他参加训练或者比赛的视频，然后不断地仔细研究这些视频，实时和慢动作都要看，就是一个非常好的主意。即使你的同伴认为你这样做特别无聊没用，你也要坚持下去。在现场直接观看高水平训练和比赛也可以提高你自己的技术水平。当然，能够和一些更强大的运动员一起训练也是特别好的，这可以让你通过思想模仿和镜像神经元的活动取得进步。

以下心理实验生动地展示了你的精神是如何快速而深刻地影响你的身体的。

令人难以置信的弹性效果

牢牢站稳，双臂向身体两侧伸出，双手握紧，只有食指伸出。慢慢将上半身向后转动，直到不能继续转动为止。在此过程中，用眼睛跟随伸出的食指。记住你指向的位置。然后转回来。

现在闭上眼睛。想象一下，你像刚才所做的一样，再一次转身，但这次只是在想象中做。想象一下，你比上一次往前多转了10%。然后，在想象中转回身子。接着，用可视化的方式再次想象，再一次将上半身向后转，但这一次比第一次转的时候要超出30%。再次转回身。再次想象，这一轮，你的旋转强度比之前超出了50%。这一切都在你的脑海里进行。最后一次，想象一下，你的上半身在你的躯干上360度盘旋，就像是电影中的僵尸一样。当然，这是夸张的，实际上是不可能的，但正是这种夸张在催眠中有时会产生特殊的效果。你马上就会看到这种效果。

现在睁开眼睛。和此前一样，在现实中把你的上半身尽可能地向后转。怎么样，结果很神奇吧？

用两根手指举重——想象力的力量

上面的练习表明，仅仅靠你的想象力就能使你变得更加灵活。但是你的想象力不仅可以让你更灵活，而且可以让你更快，更强，或者简单地更好。在我的表演中，我有一个经典的节目，可以有力地证明这一原理。我每次的表演都是完全依赖于想象力的这种难以置信的神奇效果。在表演这个节目的时候，我总是请四位尽可能娇小的女士上台。然后让这个四人小组一起举起一把上面坐着人的扶手椅，在这个过程中，她们每个人只能使用两个指尖。这可不是一把很轻的椅子，上面还坐着一位一点也不纤瘦的男性观众。一开始我的"小白鼠们"总是会因为不相信而尴尬地笑着。她们无法想象会发生什么，这是如何进行的。事实上，第一次尝试总是会失败，椅子充其量只有一点点摇晃。

毕竟，在某种程度上，我们都认为，我们的手指没有足够的力量来完成这样的壮举，除非我们是指力大师或者常年攀岩的世界冠军。

不过，接下来的情景就会令人兴奋了。

我做了一个非语言暗示：我站在每位女士面前，在她的身体前做一个由下到上的手势，这代表着我拉上了一个精心设计的能量拉链。这样是要传递一个信息：没有能量可以从这位女士的身体中流出，她会变得更强大。同时，我对着扶手椅上坐着的男观众做了相反的事情：我从上向下拉开了一个想象中的拉链。这个动作传递的非言语信息是：他的能量释放，跟随重力向下流出。然后，我请四位女士再试一次。

你瞧，它起作用了！四位娇小的女士毫不费力地举起了这把椅子！她们不仅把那位男观众举了起来，还高高地举到了她们的头顶。

发生什么事了？我使用了秘密咒语吗？没有！

仅凭我简单的手势，我就完成了几件事。使参与者能够超越他们通常认为可能的东西。作为一名催眠师，我在使所谓的不可能的事情成为可能方面得到了信任。

女士们认为："尽管我实际上做不到，但这位老师现在正在做一些事情，会使我能够做到这一点。"这让她们敞开心扉，短暂地接受它可能起作用的可能性。这是一件非常重要的事情，无论你想做什么，是想把一个胖子抬起来，跑马拉松，还是做复杂的五道菜，这都是成功的基本条件。

如果认为自己做不到，那就真的做不到。很简单，因为连第一步都没有迈出。相反，如果顽皮地允许自己假设自己有可能做成某事，那他就敢迈出这一步。最终就会发现，事情并没有那么复杂。

通过我的"神秘"运动，我帮助我的志愿者百分之百地专注于他们计划要做的事情。我会创造一个集中注意力的催眠时刻，一个精神的激光束。效果很好。

事实上，只要能让这四个女人相信她们自己，我就可以做任何其他事情，也将取得相同的效果。还有一个事实，那就是：每个身体健康的人都有能力做到这一点，你自己也有能力做到这一点！这个故事还说明了一件事：要让暗示在催眠中起效果，只要一小会儿的恍惚状态就够了。

通过心理训练可以让你心想事成

你看，你只需要经常深入地想象你想要达到的身体能力，然后你就可以轻松地做到这一点了！无论你训练的是哪一种运动，在下一次训练之前先试一试：

● 选择本书第6章中介绍的技巧来让自己放松。

● 在即将开始的体育活动中对自己进行可视化想象。例如，当你慢跑的时候，想象一下，你慢跑的速度比平时快，精力也比往日更充沛。你还可以按照"不可思议的弹性效果"的做法尝试几次，加快你的速度和力量，直到你像个超级英雄一样，沿着你往日的跑步路线飞奔。

● 不断训练，让自己惊叹。

但是我还是要提醒你：精神训练当然不可能长期代替实际训练。但它可以很好地为实际训练提供支持和补充，前提是要将具体的运动过程可视化想象。这是非常重要的！经常看到有报道说，有些年轻人以为开车很容易，结果刚一开动就撞到了墙上。这些年轻人经常在电脑上玩赛车游戏，时间长了，他们就以为开车很简单，他们相信自己也可以做到。但是，电脑赛车游戏的驾车过程与实际驾驶车辆所需的程序并不相同。

但是，如果你熟悉具体的运动过程，则可以利用相应的催眠可视化，加上合理的实际训练，极大地改善以下几个方面：

● 耐力

● 技术

● 战术

●速度

●力量

另外，在参加比赛的时候，动机也很重要。要挖掘自己的最大潜力，要有坚定不移的自信，这些都会有助于取得胜利。这方面我就不再赘述了，如果你想在这些方面加强自己，请再次阅读本书第10章内容。

以下是提高运动成绩的多功能暗示，我建议对此有兴趣的朋友每天晚上都进行这个自我催眠练习：

每次比赛或训练前后，你都睡得很舒适很放松。

在睡梦中，你会做一切必要的事情，使自己为比赛或训练做好充分的准备。

每参加一次比赛或训练，你都能感受到自己的成长和进步，为作为一名运动员而感到高兴。

你的战术思维和天赋融为一体，引导你的身体。

该暗示的一个附带功能是，在重要和令人兴奋的比赛之前，它能为你提供良好的睡眠，充足、有效和放松的睡眠也是比赛获得成功的一个重要因素。

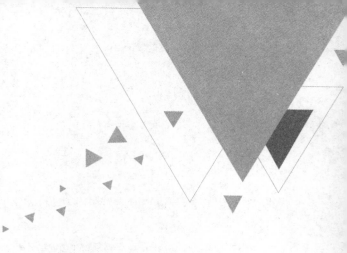

Chapter 19 >>>
协调两性关系:
如何运用催眠技巧使你的两性关系充满活力,如何用想象中的羽毛点燃新的激情

生活是美丽的,你要做的就是通过正确的眼镜来看它。

大仲马(法国作家)

催眠的秘密在于它能帮助我们转移注意力。转移注意力也是爱情长期幸福的秘诀之一。

当我们刚坠入爱河时，仅仅关注对方可爱的一面并不困难，毕竟此时在你的眼中，对方怎么表现都是可爱的，让人喜欢的。但事实上，恋爱中的人都戴着一副"玫瑰色眼镜"，通过它所看到的每一件事情总会得到积极的评价。如果喜欢的人不断地换工作，从恋爱角度来看，这可能会被看作一种美妙的无拘无束的表现。说话不多的人会被认为很深刻，而话多的人也显得精神焕发、生机勃勃。一个受过良好教育的人会被对方视为世界上最聪明的人，尽管他（或她）宁愿在沙发上躺着看书也不去收拾乱糟糟的屋子，也被看作他（或她）心胸开阔的表现。

但一年后通常又会是什么样子呢？

突然间，这个人似乎变成了一个完全不同的人。突然间，在你的眼里，他（或她）成了一个不靠谱的没用的人、一个拘谨沉默的人、一个喋喋不休的人、一个自以为是的人、一个邋遢的人。恋爱中戴的"玫瑰色眼镜"已经在路上的某个地方丢失了，正如许多人所认为的那样，取而代之的是开始用一副"更现实"的眼镜打量对方。但这是真的吗？通过消极目光看到的东西真的比通过"玫瑰色眼镜"看到的东西更现实吗？

答案是否定的！

两者都是完全现实的，但又都是完全不现实的。你还记得本书第10章所讲的"翻转奖牌"吗？你可以把你的伴侣看作一个奖牌，来做点好玩的事情。这样你就会发现：每一个特性都可以被看作是积极的，也可以被看作是消极的，但它仍然是相同的特性。如果你和一个人一起生活多年，你就会不可避免地发现，这个人有积极的一面同时也有消极的一面，这是完全正常的。但是，许多人要求伴侣表现的、拥有的都是好的东西，而不是提醒自己，没有人是完美无缺的。她们希望当初爱上的那个无拘无束、生活潇洒的男人同时也是海浪中可靠的岩石。希望自己活泼可爱、讨人喜欢的女朋友最好总是在家待着。由于对方总是不能做到这一点，我们就会变得不满，甚至觉得很不幸福，最终闹得分手离婚。

利用催眠小技巧启动积极螺旋

再开心一次。把玫瑰色眼镜戴上！这也正是心理学家对长期爱情幸福的建议，虽然他们说的不是玫瑰色眼镜，而是所谓的积极幻想。也就是说，你要有意识地把目光投向奖牌积极的一面。你还记得你当初为什么坠入爱河吗？它的工作原理是：

●**多暗示的赞美。**从现在起，你要做的就是给你的伴侣真诚的赞美。不过，对外表的夸奖只排在第二位，更重要的是要夸奖伴侣所做的事。仔细看看，夸他（或她）早餐做得好，鸡蛋煮的程度刚刚好；

夸他（或她）能耐心地陪着叛逆的孩子玩耍；夸她对待公公婆婆/他对待岳父岳母的态度好；夸他（或她）提出的一起去游泳的好主意；夸他（或她）保持健康活力的好习惯……这些不能只是偶尔夸奖一次，而是每天都要去赞美去夸奖。根据心理学家的说法，如果要使伴侣关系保持永久幸福，就应该遵照"批评一次，夸奖五次"的相处模式。

从一名催眠治疗师的角度来看，我也非常赞同这一点，因为赞美是所有人都能做到的：

——真诚的赞美是一种暗示，它能将我们自己的注意力转移到伴侣可爱的一面。

——每一种赞美同时也是对接收者的暗示，它强化了赞美相关的行为。

——赞美也是一种口头礼物，它是对被赞美者的支持，并使其产生一种幸福感。在潜意识中会将这种幸福感与赞美者联系在一起。此外，被赞美者会感受到一种回馈的冲动，也会把自己的目光投向赞美者的积极一面。所有这些创造了一种美妙的集体感！

●**没有什么是理所当然的！** 要感谢对方。即使是看起来理所当然的小事也要道谢。一个"谢谢"也是一个暗示，它对所表扬的行为给予了更积极的支持。它传递着"你被感知和重视"的信息。如果感觉自己所做的工作被认可被重视，就会更愿意为家里付出，例如倒垃圾、购物，或者赚钱等。这消除了争吵的根源，整体改善了关系中的氛围。

●**说出著名的那三个字。** 你以为这么多年后，你的伴侣就会自动知道你爱他（或她）？不是这样的。不要吝啬于真诚的爱的表达。你已经猜到了："我爱你"也是一个暗示，且影响深远。

就像第一天恋爱那样。想想你坠入爱河的时候是什么感觉。你们一起做过什么？你们多久亲密一次？你做过什么疯狂的事情？你们都去了哪里旅行？带着这些问题重新开始。假装你们现在刚刚坠入爱河，元建模原理在这里也很有效！

●**触摸是非语言的暗示。**在"假装"刚刚坠入爱河的时候，不要忘了使用肢体语言。心理学家抱怨说，在长期关系中，没有以性为明显目标的触摸会减少。刚恋爱的时候，动不动就会触摸、拥抱和亲吻，而"没有目标"的触摸似乎在以后的几年里就耗尽了。轻柔的触摸会释放出催产素，仅仅这一点就能加强彼此的关系。

●**停止消极的想法。**当你内心对你的伴侣感到沮丧时，你就会失去能量并散发出消极情绪。如果这确实是一件非常重要的事情，你就应该提出、澄清和解决相应的问题。但是你最好把所有的小抱怨，比如，"天哪，他（或她）又……了"都扼杀在萌芽状态。如何做到这一点可参阅本书第6章。把消极的想法驱除，然后微笑。你已经学过相应的解决办法了。几分钟后，你甚至都不知道自己到底在为什么而沮丧。

情感变压器

许多人都被自己的情绪所控制，就像一个人掉入了海浪中被卷起了一样。他们感到无助。在这种情况下，你也可以很容易地控制你的情绪状态，从而控制你所拥有的能量。我经常和我的客户一起做的这个练习，会对你有帮助。

闭上眼睛。

● 花一分钟时间，好好回想一下悲伤的事情。

● 然后，再花一分钟时间，回想一些平常的让你感情中立的事情，比如你今天吃的早餐。

● 最后，还是花一分钟左右的时间，仔细回想一些美好的事情并微笑。

怎么样？你已经注意到，你可以有意识地产生情绪。不仅如此，你还可以在几分钟内有意识地从一种情绪状态切换到另一种情绪状态。

我给我的客户布置了家庭作业，让他们每天都做这个练习，坚持一周。在那之后，你就可以随心所欲地创建各种情绪状态。这项技术也适用于演员，他们必须能够根据要求随时哭泣或表现出热情。

在日常生活中，记住那些会给你带来积极和中立的感觉的情景。无论是在两性关系中还是在其他场合下，每当你感觉被消极情绪压倒，就首先想想中立的情景，然后搜索积极的记忆。这样，你就会轻松地滑入一种积极的感觉，还可以增加你的魅力。

密宗心相印

你已经从前面的章节中了解到了密宗心相印的仪式。尽管"心相印"，也就是心贴着心的拥抱丰富了各种人际关系，但它最初来自密宗，在那里它被视为是长期爱情幸福的保证。它可以协调和巩固爱情关系，使伴侣在情感上关系更加牢固更加深入，使双方关系焕然一新。如果每天都能保持10~15分钟心贴心的拥抱，就会创造出非常亲切的关系。在许多伴侣中，这种亲切的关系几年后就消失了。

和你的伴侣面对面站在一起，这样你们就可以心贴心地拥抱了。如果伴侣中有一方个子明显矮一些，可以找一个垫脚石，个子高的一方也可以适当下蹲一点。拥抱应该是真诚的，但不要抱得太紧。把一只手放在伴侣的下背部，另一只手放在上面，这样你们就可以舒服地抱着了。

现在请你们两位都闭上眼睛。你们要做的就是倾听你们的身体，感受你们的感觉。当想法形成时，不要去注意它们，而让它们自己流动。专注于你们身体的内部。现在你们应该会感觉到，能量开始在你们之间流动，你们的心是结合在一起，融为一体的。你们会在你们身体的每一个细胞中都感受到你们对彼此的爱。你们知道：只要你们愿意，这种爱就会永远在那里。

下面的可视化练习也可以点燃（新的）激情。多读几遍下面的文字，然后用你自己的话和你的伴侣一起尝试一下这种小小的催眠：情欲幻想。在此之前，让你的伴侣把他（或她）的结婚或订婚戒指给你，或者他（或她）一直随身携带的其他物品，比如手帕或一条轻便的围巾也可以，因为通过这个仪式将会给这个戒指或物品注入神秘的性感力量。为了加强练习的效果，你还可以在开始之前先完成本书第9章介绍的能量之手可视化练习。

性感羽毛

闭上眼睛。

请你专注地去想你所体验过的最美好的感觉，

你会感觉到，你内心的这种感觉越来越强烈，越来越强烈。

这种感觉就在你身体的某个位置，现在，把你的注意力集中在这里。

那个位置现在是什么温度？

这种感觉是如何在你的身体中移动的？

如果你能强烈地感觉到，请点点头。

（等待点头）

很好。

告诉我，这种感觉是什么颜色的？

（等待答案）

现在，看着这种颜色，看着它在你全身扩散，

让这个颜色变得更亮更强烈，

你会感觉到，你的感觉同时也变得越来越强烈，

当你感觉到这种颜色的时候，请点点头。

现在，我手里拿着一根漂亮的羽毛。

这根羽毛完全充满了你的感觉。

我用羽毛触摸你身体的每一个部位，这个部位就会立刻充满这种感觉，就像一种振动的、有趣的能量。

现在，我就用这根羽毛来触摸你的身体。

（把你的手指作为"羽毛"移动到伴侣的身体上。从手臂和腿开

始，然后向上移动，最后触摸伴侣的脸。如果你想引起强烈的性反应，就轻轻地触摸伴侣的嘴唇，然后接近性欲区域，但不要实际触摸它们。轻而缓慢的触摸会增加感觉并导致兴奋激素的分泌）

现在，我想让你感受一下羽毛深入你体内的感觉。深呼吸，下次吸气的时候，我会把羽毛放入你的身体深处。

（这也是一个强烈的性联想，轻轻地、不带压力地把手放到伴侣的腹部上）

能量在我的手中变得越来越强大。

（按摩伴侣的身体）

随着我的每一次触摸，你都能感觉到，你全身都有一种奇妙的感觉。

（你在这里锚定一个超级暗示，它会把所有的触摸都变成愉悦）

现在，我拿起羽毛和戒指，让你产生美妙感觉的能量从羽毛流入戒指里。

从现在开始，你就一直带着这种美好的感觉，你可以随时唤起它。

将来，每当你的伴侣看到或触摸到这个戒指（或这个仪式中使用的其他物品）时，他（或她）就会想到这个情欲仪式和你。

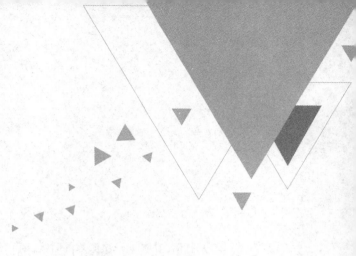

Chapter **20** >>>
治愈你的失眠：
一觉睡到大天亮的神话，睡前酸奶的秘密，如何
才能睡得更好

完全没有注意到自己睡得不好的人就是睡得好的人。

普布里乌斯·西鲁斯（拉丁语格言作家）

前段时间，在参加一次派对的时候，我听到旁边两位客人在谈论他们的睡眠习惯。其中一个人说，他长期受到睡眠问题的困扰。他抱怨说："就像是被下咒了似的。我总会半夜醒来，辗转反侧，直到天快亮的时候才能再次睡着。这样早上起来后我就一点精神都没有，像个僵尸一样。"另一个人说："我知道这种感觉。我也总是在半夜三点左右醒来。但不一样的是，我醒了就不想再睡了。我会起来找点事情做。如果觉得困的话，我就再接着睡。"这个人的睡眠时间和另一个人相比差不多，但他觉得自己睡得很好。这怎么可能呢？

经常醒的人睡眠也是正常的

关键在于如何评估夜间醒来的问题。在我们的社会中，大家总是错误地认为，只有一觉睡到天亮才是好的睡眠。然而，很早之前科学家就已经在睡眠实验室里证明，我们每个人都会在夜间睡眠中醒来，而且非常频繁，每小时醒来的次数能达到令人难以置信的十次之多，这是人类进化遗留的习惯。当早期人们在露天或洞穴中睡觉的时候，需要反复检查是否一切安好，有没有野生动物或敌对部落偷偷溜进来。事实上，我们经常醒着超过一分钟。但是，除非有什么东西引起了我们的注意，例如，公寓里有一种不寻常的声音，这时候我们才会真正醒过来，否则我们就不会意识到我们是醒着的。

只有当我们醒着超过五分钟时，我们才会意识到这一点。但这也是正常的，每晚最多能出现四次。但如果我们躺着睡不着的时间比较久，我们就会觉得自己有睡眠问题。然后就会看着时钟上一格一格跳动的指针，费劲地尝试着再次入睡。但这种强迫自己入睡的行为就像是站在小猫前面，让它像小狗一样去把远处的球叼回来一样不靠谱，其结果就是翻来覆去，无法再次入睡，正如派对上那位客人所形容的那样。在翻来覆去的过程中，脑子中还会一直盘旋着明天的事情，想着都有哪些事情要做，为什么需要花费精力来做这些事情，为什么要休息好，等等。这样就会造成压力，肾上腺素分泌……

在最坏的情况下，醒来的人会持续很长一段时间都睡不着。这时候如果起来做点什么就会好得多。当然你不能起来看恐怖电影，这会让你更难睡着。但是读书，泡上一杯茶，看星星都是很好的选择，等到你再次感到困顿的时候就回去接着睡。派对上另一位客人就是这样做的，他没有睡眠问题，人类本能就是如此。

第一次睡眠和第二次睡眠

这位客人的做法其实是坚持了人类一个漫长的传统：几个世纪以来，把夜间睡眠时间分成两块是正常的，即所谓的第一次睡眠和第二次睡眠。在这中间有一个醒着的时刻，人们可以在这个时间段里起来，读书、拜访朋友或者做爱。当然，教会建议在夜里的这个时候祷告，还为这个目的制作了专门的夜间祈祷书。直到人类发明了电灯，夜间的活动阶段才结束。有了电灯，人们睡得太晚了，太累了，就不能再在半夜起床了。但研究人员发现，在没有灯光、完全黑暗的环境中待了14个小时的受试者，会像中世纪的睡眠者一样，中间醒来一个小时，在这段醒着的时间里，他们会做些安静的工作。

这也是所有睡眠研究者和我会给你的提示：当你夜间醒来时，就去接受这个事实，好好利用醒着的时间去做一些美好的事情。这样一来，你就不会陷入精神不振的状态，睡意很可能没过多久就会自动到来。当你想到这一点时，你就已经在很大程度上从所谓的睡眠问题压力中解脱了出来。

高级入睡技巧

极少有人能躺下来马上就睡着。通常情况下，即使躺到了床上，但头脑中的想法仍然在旋转而不是消失，就像是轻微的精神错乱一样。但在这方面也有一些非常简单的入睡小技巧。例如，不建议在睡前看侦探故事片。要知道，在看完后电视后，关上电视马上睡觉是不可能的，这时候侦探故事片的情节还会在你脑海中停留，挥之不去。在卧室里的书桌前工作到最后一刻，然后马上躺下睡觉，也是一件很困难的事。即便是你太累了，除了躺下什么也做不了。但是，哪怕是在这样的疲劳状态下，思想还是在不停地旋转。虽然你累坏了，但还是迟迟不能入睡。为什么会这样呢？因为必须让我们的潜意识首先意识到：现在是睡觉的时候了。

我们大约需要半个小时才能退出我们的活动模式。在这半个小时里，我们首先应该什么都不做，或者只从事安静的活动，这样我们才能慢慢进入休息状态。不管你什么时候上床睡觉，都要保持这半小时的平静。我喜欢在晚上睡觉前泡杯茶，即使我有演出，午夜以后才能回家或回到宾馆，我也会这么做。这是一种真正的仪式，这是在对我的身心系统说："注意了，我要去睡觉了。"

这是第一步。

如果我觉得自己的思想不能平静下来，那么我喜欢躺在床上做一项非常具体的练习，这样可以将我带到梦中。开始我先做呼吸循环练习，然后再做以下可视化练习：

通往壁炉间的电梯

想象一下，

你正在一座高楼里，

在这个高楼的最高层，

你走到走廊上，进入电梯，

电梯下行，

慢慢下行，

一层又一层，

你想到达最下面一层，最底层。

电梯越往下行，

你就越放松，

你让自己越来越放松。

越来越放松，

越放松，

马上你就会到达最底层，你感到自己绝对的放松，

放松得想打个哈欠。

你还在继续放松，

底层到了。

电梯门打开了，

你走出电梯，走进一个极其漂亮的房间，

一个让你立即感到舒适和安全的房间。

（此处你可以为自己创造一个非常特别的舒适空间，就像本书第
10章中的天梯练习脚本中所描述的那样）

壁炉里的火正在燃烧，

壁炉前有一把椅子，

你坐到这把壁炉前的椅子上，

感受着美丽而舒缓的火焰的温暖。

你听到壁炉里传来的沙沙响。

你在一个漂亮舒适的房间里，

看着壁炉里燃烧着的、美丽温暖的火，

你高兴地看着火。

现在，把你这一天中所有的想法都拿出来。

想象着，它们正流入你的左手。

它们流入了你的左手，

在那里汇合。

你脑子里想的每一件事，

都不要去做评价，

让它们流入你的左手，

再从你的左手流出，

在此期间，感受你前面的火，

温暖，放松，

然后看着你的左手，

拿起一个想法，把它扔到火中，

你看到，火苗跳动，这个想法被烧掉，

与此同时，你也把这个想法说出来。

然后再拿出一个想法，

扔到火中，

火苗跳动，你说出这个想法。

现在，把所有的想法都这么处理。

可能你心里还有一些想法，也想到你的左手中去，

因为之前那里没有足够的位置。

把这些想法也拿起来，扔到火中，

你享受着这一刻，把一切都说出来。

在你把一切想法都扔到火中后，

再在火旁待一会。

你可以允许自己，在这个舒服的椅子上睡着，

进入梦乡……

　　这样的可视化练习有意识地创造了一个放松的时刻，帮助你关闭身体的活动模式。我们上床睡觉，我们闭上眼睛，坐电梯到这个美丽的房间，坐在这美丽的壁炉旁，把想法放在手里，然后把它们扔到火中，看着它们蒸发。然后我们就可以躺在那里睡着了。

　　如果你正在经历一个紧张或压力很大的生活阶段，面临着很多的烦恼和困难，在晚上关闭大脑的活动状态特别难，那么下面的可视化练习可能会更适合你。它把视觉想象力和你面临的所有身体的、声音的压力结合在一起。多读几遍下面的脚本，你不需要记住它，重要的是你要对顺序有一个情绪化的印象：

看不见的力量

　　　躺下来，

　　　躺得越舒服越好。

　　　闭上眼睛。

　　　现在再感受一次你这一天中经历过的所有情感，

　　　在心里重新过一遍你所经历的事情，

　　　然后，在这一天的整体情感上感受这一天以及发生的事情。

　　　深吸一口气。

　　　现在开始大声呻吟，

　　　让呻吟把你体内的所有劳累都带出来，

　　　让这些劳累从你的内心深处升起，

　　　你会发现，随着呻吟，你感觉轻松多了，

越来越轻松，

直到你感觉到极大的放松。

现在，开始抱怨，

把这一天的所有压力都说出来，

把这一天的所有不满都说出来，

随着抱怨，

让它们，所有给你压力的东西，

所有的紧张，

都从你的身体中出来，

你心里的压力减轻了，

每一块肌肉都放松了，都变软了，

继续抱怨，

直到感觉到心里极为轻松。

你现在完全放松了。

那么就想想，

明天要做什么事情。

想想你的计划，

你的打算。

如果你现在马上就能睡着，

那么所有阻碍你计划的东西，

都会被清理掉。

所有的障碍都会在这个夜晚从路上消失，

在你睡着的时候，

一种看不见的力量，

为你扫清了通往成功的道路。

你已经为到来的事情做好了准备。

你现在可以放手了，

因为你相信，

当你享受美好、清新睡眠的时候，

一切问题都会自行解决的。

你是如何把这一天结束的

在我的一次研讨会上，一位与会者告诉我，多年来，每晚睡觉前，他都会喝一杯酸奶。每次在喝酸奶的过程中都会产生一种令人愉快的困倦感。他的身心系统知道：当酸奶来了，就该睡觉了。这个人利用了另一种很棒的方式使自己进入睡眠模式：一种每天反复出现的仪式，为睡眠做好准备。你也可以将你的每日晚餐与舒缓的图像联系起来，来增强这种仪式的力量。在睡觉前花点时间，利用日常的一些行为，让你自己和潜意识做好睡眠准备：

●当然，你必须脱下衣服，你还可以利用它来卸下日常俗务。想象一下，你每脱下一件衣服，就同时卸下了这一天的一部分，先是卸下了早晨，再卸下了上午、中午……直到傍晚。

●然后，去洗手间刷牙。在刷牙的时候想象一下，你正在快速地清理这一天你所经历的一切。

●当你躺在床罩下的时候，想象一下，天花板是一件防护服，它把你与卸下的一切隔离开来。在天花板下面，你会被保护起来，不受你的想法的侵害。

●接着把灯关掉。想象一下，随着电灯开关的关闭，你脑子里的灯也被关掉了。当你关掉电灯开关的那一刻，你体内的灯也关闭了。结果就是：你关闭了自己的活动状态。

●这时候，你心中最后的一些想法是不是还想再说些什么？那就让它们来吧，让它们像泡泡一样从你的身体里飘出来。你的想法都藏在一个个泡泡里，你看着它随着一个个泡泡的破裂而消失。

●最后，让你的思想进入鸟瞰图，看着自己躺在那里，闭着眼睛慢慢入睡的样子。

当你夜里醒来的时候，你也可以好好利用这个泡泡破裂的可视化练习。你蜷缩在被窝里，在你的防护服下，将那些涌现出来的想法一一抛出，然后看着这些想法在泡泡中一一破灭。

这样你就避开了让你保持清醒的所有事情，以及"我不想思考"或"我必须睡觉"之类的想法。取而代之的是，你对思想说："来吧，你们还是会飞出去的，我会看着你们一一破裂。"即便是一大片泡泡云也没关系，因为它们总会破裂，不会给你增加负担的。

晚安！

后记

结业礼物

亲爱的读者：

　　我衷心感谢你对我和这本书的关注。

　　我想用我的想法、小仪式、练习和技巧来帮助你过上更好、更充实、更幸福的生活。催眠改变了我的生活，我想把这段美妙的经历也传递给你。这本书里的一切都是我亲身检验过的。请相信我，它们是有用的！

　　现在，在你合上这本书之前，我还有个礼物要送给你。读下面几行内容，然后闭上眼睛，合上书。稍等一会，让这些话发生作用，然后，看看会发生什么。

　　在以后的某个时间，

　　今天，

　　或者今晚，

或者明天，
你的潜意识会创造机会，
给你制造惊喜。
这惊喜可能是：
一个礼物，
一份美好的馈赠，
一些很特别的东西，
一些很漂亮的东西，
一种美好的感觉，
一种特别的味道，
一种绝妙的颜色，
一个突然冒出来的东西，
一种很棒的舒适感，
或者只是片刻时光，
一种洞察力，
一种极好的醒悟，
一种长期持久的幸福感，
一些有趣的事，
微笑，
一种奢侈的感觉，
什么都有可能。
所以，要让潜意识留心，
为美好的事物、感觉和经历，
敞开心扉。

从现在起，这些特殊的时刻将会带给你惊喜，

你可以好好地享受它们，

随时都可以。

扬·贝克尔

文
献
推
荐

Abel, Millicent H.: *An Empirical Reflection on the Smile.* Edwin Mellen Press 2002

Aghabati, Nahid; Mohammadi, Eesa; Esmajel, Zahra Pour: *The Effect of Therapeutic Touch on Pain and Fatigue of Cancer Patients Undergoing Chemotherapy.* In: Evidence-Based Complementary and Alternative Medicine, Vol. 7, Nr. 3, 375-381, 2010; doi: 10.1093/ecam/nen006

Alam, Murad et al.: *Botulinum toxin and the facial feedback hypothesis: can looking better make you feel happier?* In: Journal of the American Academy of Dermatology, Vol. 58, Nr. 6, 1061-1072, 2008; doi: 10.1016/j. jaad.2007.10.649

Anand, Maharani: *Die Herz-Umarmung.* Param 2000

Beecher, Henry K.: *The Powerful Placebo.* In: J. A. M. A., Vol. 159, Nr. 17, 1955

Bierhoff, Hans-Werner; Rohmann, Elke: *Was die Liebe stark macht. Die neue Psychologie der Paarbeziehung.* rororo 2005

Blakemore, Sarah-Jayne; Frith, Uta: The Learning Brain. Lessons for Education. Wiley-Blackwell 2005

Coué, Emile: *Autosuggestion. Wie man die Herrschaft über sich selbst gewinnt.* AT Verlag 2012

Dechmann, Birgit; Schlumpf, Elisabeth: *Lieben ein Leben lang. Wie Beziehungen immer besser werden.* Beltz 2009

Duhigg, Charles: *Die Macht der Gewohnheit.* Berlin Verlag 2012

Ellner, Michael; Sandland, Scott: *Dynamic Hypnosis For Pain Control.* 6 DVDs inkl. Trainingshandbuch

Hanussen-Steinschneider, Erik Jan: *Das Gedankenlesen/Telepathie.* Walheim-Eberle 1920

Hari, Johann: *Chasing The Scream. The First and Last Days of the War on Drugs.* Bloomsbury USA 2015

Henderson, Julie: *Das Buch vom Summen.* AJZ Druck & Verlag 2005

Jodorowsky, Alejandro: *Psychomagic. The Transformative Power of Shamanic Psychotherapy.* Inner Traditions 2010

Kalyani, Bangalore G. et al.: *Neurohemodynamic correlates of › OM ‹ chanting: A pilot functional magnetic resonance imaging study.* In: Int J Yoga, Nr. 4 (1), 3-6, 2011; doi: 10.4103/0973-6131.78171

Legenbauer, Tanja; Ivanov, Natascha: *Medienkonsum und soziale Vergleichsprozesse;* zu finden auf: http://www.psychotherapie-mainz. de/ es_medien_studie1.html

Leitner, Sebastian: *So lernt man lernen. Der Weg zum Erfolg.* Nikol 2011

LeMouse, Mack: *Will Background Music Improve Your Concentration?*; zu finden auf: http://www.healthguidance.org/ entry/11767/1/Will-Back ground-Music-Improve-Your-Concentration. html

Lewis, David: *The Secret Language of Success. Using Body Language to Get What You Want.* Galahad 1995

McMains, Stephanie; Kastner, Sabine: *Interactions of top-down and bottom-up mechanisms in human visual cortex.* In: The Journal of Neuroscience, Nr. 12, 587-597, 2011, 31(2); doi: 10.1523/

JNEUROSCI. 3766-10.2011

Neal, David T.; Chartrand, Tanya L.: *Embodied emotion perception. Amplifying and dampening facial feedback modulates emotion perception accuracy.* In: Social Psychological and Personality Science, Vol. 2, Nr. 6, 673-678, 2011

Petersen, Lars-Eric: *Der Einfluss von Models in der Werbung auf das Körperselbstbild der Betrachter/innen.* In: Zeitschrift für Medienpsychologie, Nr. 17, 54-63, 2005; doi: 10.1026/1617-6383.17.2.54

Riemann, Fritz: *Grundformen der Angst. Eine tiefenpsychologische Studie.* Ernst Reinhardt Verlag 1961/2003

Ryding, Erik; Brådvik, Björn; Ingvar, David H.: *Changes of regional cerebral blood flow measured simultaneously in the right and left hemisphere during automatic speech and humming.* In: Brain, 1345-1358, 1987; doi: 10.1093/brain/110.5.1345

Spitzer, Manfred: *Lernen. Gehirnforschung und die Schule des Lebens.* Spektrum 2007

Weitzberg, Eddie; Lundberg, Jon O.N.: *Humming Greatly Increases Nasal Nitric Oxide.* In: American Journal of Respiratory and Critical Care Medicine, Vol. 166, Nr. 2, 144-145, 2002; doi: 10.1164/rccm.200202-138BC